Die 12 gesündesten Rezepte der Welt

Nach dem Pareto-Prinzip

Für das Immunsystem, das Herz, das Gehirn –
von All-you-can-eat-Schoko über Kohlsuppe zu
Gemüsli und Immun-Zaubertrank

Marion Grillparzer

Illustrationen von Michelle Childs

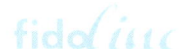

Die Autorinnen

Marion Grillparzer studierte Ökotrophologie an der Technischen Universität Weihenstephan. Auf das Diplom folgte die journalistische Ausbildung an der Henri-Nannen-Schule in Hamburg. Als Redakteurin mit den Schwerpunktthemen Gesundheit und Ernährung schrieb sie für die Zeitschriften „meine Familie & ich", „Das Haus" und „Ambiente", „Donna" und „Elle", „Bunte", „Stern" und „Focus". Seit 1999 verfasst sie Ratgeberbücher, darunter 18 Bestseller. Sie erfand die „Glyx-Diät", ermuntert uns länger und besser zu leben mit „Smart-Aging" (dafür gab's die GAP-Silbermedaille) oder gesund zu genießen mit dem „Prinzip Pur e". Sie liebt Tiere, fotografiert gerne, lebt selbst, was sie vermittelt: viel bewegen, das Essen genießen, das Glück im Augenblick finden. Ihr Motto: Wissen. Spüren. Tun. Damit das Verändern funktioniert, findet sie, müssen Gesundheitsrezepte einfach sein. Und es ist verblüffend einfach, die folgenden 12 Rezepte ins Leben einziehen zu lassen.

Michelle Childs, geboren in Los Angeles/California, lebt heute in Berlin und Miami. Sie arbeitete freiberuflich für viele renommierte Illustrierten wie „Elle", „Freundin", „Gala", „Bunte", „Cosmopolitan". Sie bezaubert uns in diesem Buch mit ihren wissenschaftlich-verträumten Aquarellen. Und ist verantwortlich für Grafik und Layout.

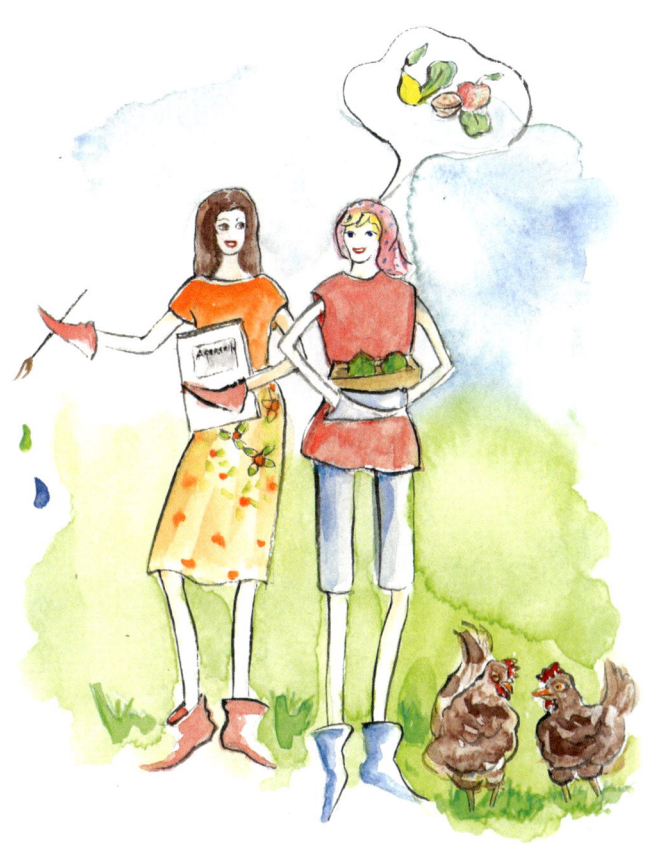

Inhalt

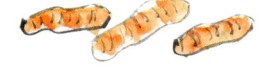

Vorwort

Es gibt zwölf Rezepte, die haben mein Leben verändert. Und das vieler anderer auch. Die haben Ärzte verblüfft und Menschen beglückt. Denn sie sind magisch. Zwar irdisch, aber trotzdem magisch. Weil man mit ihnen mit wenig Aufwand Gesundheit, Energie, Fröhlichkeit ins Leben zaubert. Die Rezepte sind einfach – und bewirken jedes für sich Großes. Wer diese Rezepte ins Leben einbaut, erntet mit 20 Prozent Aufwand 80 Prozent Erfolg. Das nennt sich Pareto-Prinzip. Beispiele? Das Ur-Müsli versorgt mit den Ballaststoffen, die den Darm und den ganzen Menschen gesund halten. Mit der Brühe kann man auf einfachste Weise einen Intervallfasten-Tag ins Leben einbauen. Der Immun-Zaubertrank liefert alle wichtigen pflanzlichen Phytamine und hilft sogar Tumorzellen zu dezimieren. Der Zellschutz-Cocktail schickt einen fit und schlank über den Tag. Die Kohlsuppe ermöglicht die ideale Detox-Woche. Das Kernebrot lässt einen ohne Verlustgefühle das Leben mal getreidefrei testen, was schwelende Entzündungen ausbremst. Die All-you-can-eat-Schokolade versüßt den Tag, schützt das Herz und glättet auch noch Falten – ohne dick zu machen. Aber lest selbst. Probiert es aus. Fühlt in euch hinein.
Bleibt gesund, wünscht

Marion Grillparzer

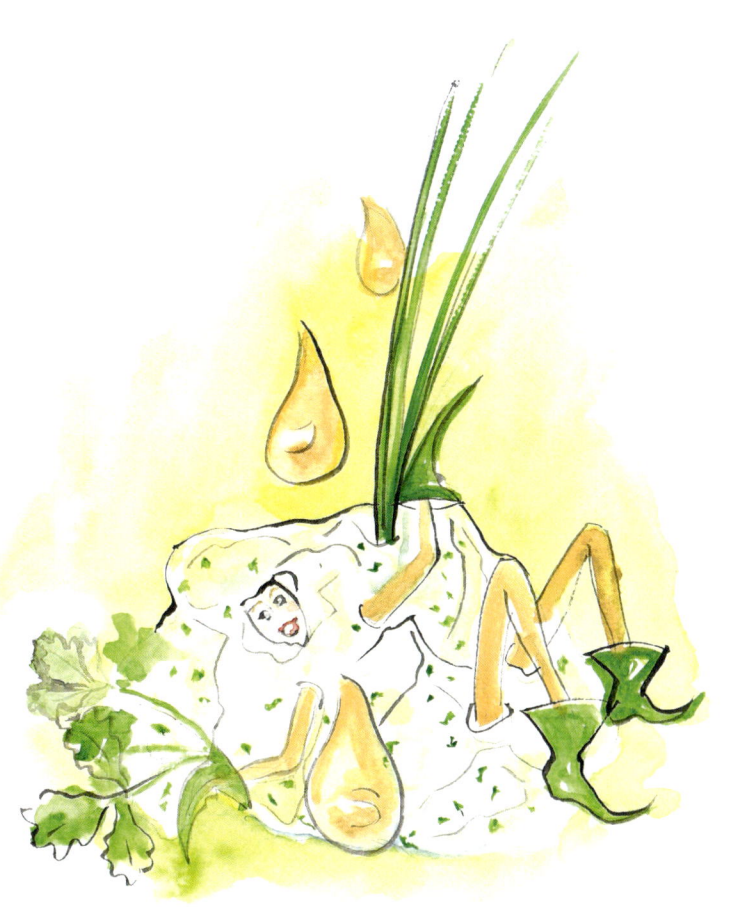

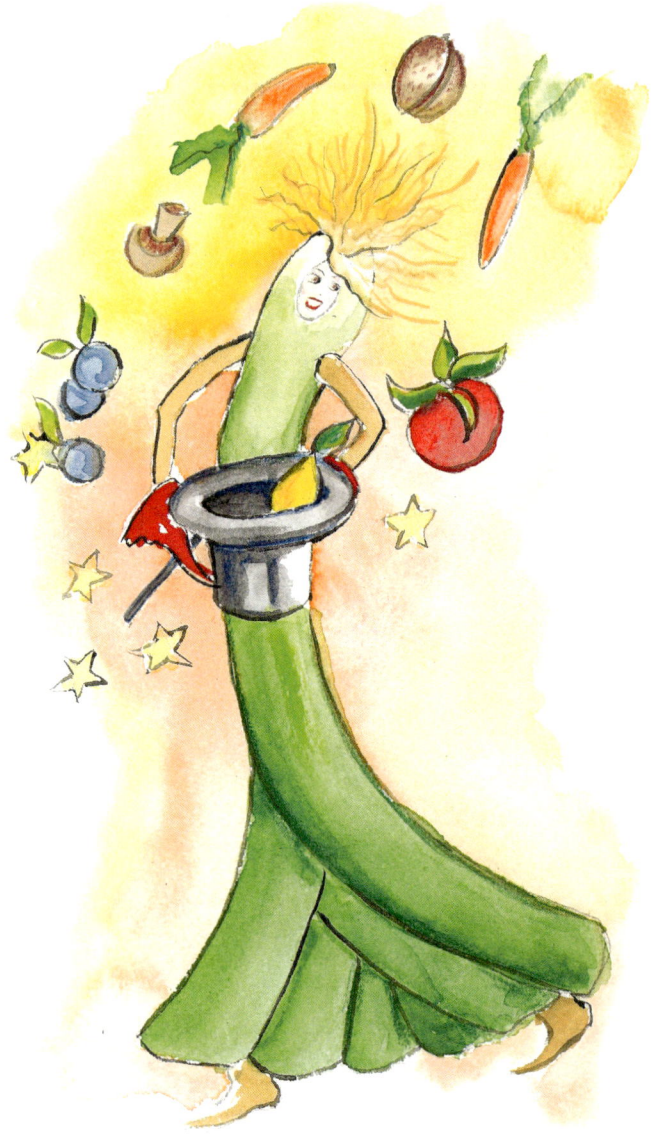

Gesundheit!
Nach dem Pareto-Prinzip

Wer mich kennt, kennt mein Motto: Gesundheitsrezepte müssen einfach sein. Und man sollte so viel wie möglich aus der investierten Minute herausholen. So viel wie möglich Spaß und so viel wie möglich Effektivität und so viel wie möglich Gesundheit. Sprich: gut in den Körper investieren. Ganz im Sinne von Vilfredo Pareto (1848 – 1923). Der italienische Ökonom stellte die Formel auf, dass man mit 20 Prozent dessen, was man tut, 80 Prozent der Ergebnisse erzielt. Das heißt: Mit 20 Prozent meiner Arbeit ernte ich bereits 80 Prozent Erfolg. Mit 20 Prozent Einsatz für ein starkes Immunsystem, mehr Energie, die schlanke Linie, die Gesundheit, das längere Leben, ernte ich 80 Prozent Erfolg. Tja, ich sag ja: Konzentration auf das Wesentliche. Kleine Rezepte, die Großes bewirken. Die 80 Prozent zum Guten hin verändern. Es kann soooo einfach sein.

Was weckt den inneren Doc?

Auf den Punkt gebracht: Wer glücklich sein will und gesund, keinen Krebs kriegen mag, Energie braucht oder lästige Pfunde loswerden möchte, der weckt einfach den inneren Doktor, die ungeahnte Energie, die wunderbaren Kräfte, die im eigenen Körper stecken. Das funktioniert immer nach dem gleichen

Schema: das Richtige essen, Immunsystem stärken, Entzündungen drosseln, Stress abbauen, bewegen. Auf den Körper hören. Es ist die Konzentration auf das Wesentliche, die uns schlank, jung und gesund hält. Denn das Wesentliche hat die Kraft, etwas zu bewirken und zu verändern. Die Kraft, den inneren Doktor zu wecken, der dann auch das Fett wegzaubert. Hinter allem Wesentlichen steckt Natur. Lebendigkeit. Und ganz oft steckt dahinter auch ·Tradition. So wie im Müsli von Max Bircher-Benner, das hier Platz 1 belegt. Es folgen weitere 11 Rezepte, die unseren Körperzellen von Darm bis Hirn, von Zeh bis Scheitel, die Basis schenken, die sie brauchen, um uns gesund und leistungsfähig durch den Tag zu bringen. Ja, Stoff für gute Laune ist auch noch übrig. Hinter den Rezepten in diesem Buch steckt nicht nur Wissenschaft, sondern auch ein traditionelles Erfahrungswissen, ein menschliches Das-tut-mir-gut. Einfach ausprobieren!

»Drei Zehntel heilt die Medizin. Sieben Zehntel heilt die richtige Ernährung.«

Sprichwort aus der
Traditionellen Chinesischen Medizin

Essen oder nicht essen

Eines Nachmittags sitze ich an meinem Computer und schreibe über die Heilkraft einer Suppe. Mein Telefon klingelt. Ich bin überrascht: Am Apparat ist Dr. Buchinger III. höchstpersönlich. Sein Großvater gründete die Buchinger Fastenklinik in Bad Pyrmont. Wir befinden uns sofort mitten in einem Gespräch über die Heilkraft des Fastens. Fasten ist keine Diät, sondern eine Therapie, die unter bestimmten Umständen sogar Krebs heilen kann. Das funktioniert unter anderem deshalb, weil Fasten – wirklich (fast) nichts essen – den Körper dermaßen unter Stress setzt, dass er alle Register zieht, die ihm zum Überleben zur Verfügung stehen. Es spornt den inneren Doktor zu Hochleistungen an. Und das kann man auch zu Hause mal machen. 16 Stunden lang nichts essen. Nennt sich Intervallfasten. Dafür ist eine Brühe ideal. Die findet sich natürlich in diesem Buch.

Man kann sie auch mit Gemüse kombinieren, sprich mit einer magischen Gemüsesuppe ein paar Tage lang detoxen. Und davon darf man wiederum so viel essen wie man will. Je mehr, desto besser. Auch dahinter steckt: Man lässt weg, was den Körper belastet – und gibt ihm, was er braucht: Vitalstoffe. Damit kriegt man viele Zipperlein in den Griff. Von Allergie über Übergewicht und Gelenkschmerzen bis Insulinresistenz. Auch diese Suppe hat ihren Platz unter den 12 gesündesten Rezepten der Welt.

Alle reden immer darüber, was wir nicht essen
sollten, um gesund zu sein, schlank zu sein,
fröhlich zu sein, wach zu sein. Fett, Kohlenhydrate …
Viel wichtiger ist aber, was wir essen sollten. Täglich
eine Portion Leben. Sonnenlichtessen sagte ein Dr.
Bircher-Benner dazu. Andere nennen es Raw-Food.
Ich sag dazu Rohkohl. Gemüsli. Leinöl-Quark. Zellschutz-Cocktail. Zaubertrank. Buchweizenkeimlinge.
Greeny. Kernebrot – und sogar All-you-can-eat-Schokolade … Zwölf Rezepte, die zeigen, wie man Leben
ins Die-machen-mich-fertig-Produkte-Dasein bringt.
Man pickt sich einfach etwas raus. Probiert mal.
Spürt in sich hinein. Und wenn es einem gut geht
damit, dann könnte es ja ins Leben einziehen. Medizin
sein.

Das alles passt nicht in eine Pille

Pflanzen sind Medizin. Mit ein Hauptanliegen in
diesem Büchlein ist also, die Pflanzenmedizin im
Leben zu erhöhen. Nüsse, Kerne, Samen (Öle davon),
Körner, Hülsenfrüchte, Gemüse, Beeren, Äpfel …
Pflanzen sollte man zur Hauptsache machen, täglich
essen – oder trinken. Von unter der Erde, auf der Erde,
über der Erde. In allen Farben. So viel man will. Die
Hälfte roh. Ein wenig fermentiert. Und wer keine Zeit
hat, greift ruhig auch mal in die Tiefkühltruhe.
Was uns Pflanzen liefern, bringt man nicht in eine
Pille. Aber in einen Zaubertrank, einen Greeny, in ein

Gemüsli, in „tsoklhoK" ... Neben Ballaststoffen, Vitaminen, Mineralien stecken die Pflanzen voller Wirkstoffe, die man sonst in keinem Lebensmittel findet. Analog zu den Vitaminen nennt man diese Biostoffe der Pflanze liebevoll Phytamine. Und dazu zählen etwa 60 000 Stoffe mit sehr vielfältigen Wirkungen. Hier eine kleine Auswahl.

Polyphenole: Sie kommen als Farb-, Geruchs- oder Geschmackstoff in fast allen Pflanzen vor. Polyphenole feien uns vor Krankheitserregern und Krebs, sie stärken das Immunsystem, verhindern dass Blutplättchen verklumpen, hemmen Entzündungen und schützen die Körperzellen als Antioxidantien vor alt und krank machenden freien Radikalen.

Carotinoide: Die pflanzlichen Farbstoffe teilt man ein in die rötlichen Carotine (in Karotte, Tomate & Co) und die grünen Xanthophylle (im Salat). Carotinoide haben eine antioxidative Wirkung, halten die Augen gesund und schützen vor Krebs wie etwa das Lycopin in der (am besten gekochten) Tomate.

Sulfide: Die schwefelhaltigen Inhaltsstoffe von Knoblauch, Lauch und Zwiebel senken Blutdruck und Cholesterinspiegel, schützen vor Krebs und Bakterien, verhindern das Verklumpen der Blutplättchen, helfen Schwermetalle ausleiten und wirken antioxidativ.

Saponine: Die Seifenstoffe von Hülsenfrüchten und Hafer senken den Cholesterinspiegel, hemmen Entzündungen, wirken gegen Viren, Pilze und Bakterien und schützen uns vor Dickdarmkrebs.

Glucosinolate: Stecken in Senf, Kresse, Meerrettich und Kohl. Sie hemmen Krebs, stärken das Immunsystem und wirken antibiotisch und antioxidativ.

Inulin: Nährt und vermehrt die wichtigen Bifido-Bakterien im Darm. Steckt in Hülsenfrüchten, Topinambur, Chicorée, Spargel und Lauch.

Oligofructose: Ein Ballaststoff – wichtig für Abnehmer, weil er die Verwertungskapazität der Darmbakterien beeinflusst. Mindert die zu guten Futterverwerter, die viele Kalorien in den Organismus lassen. Wer viel Artischocke, Zwiebel, Knoblauch, Spargel isst, nimmt also wie ganz von selbst ab.

Also … Lasst euer Essen eure Medizin sein. Ich verspreche euch, jedes einzelne dieser Rezepte, das in euer Leben einziehen darf, wird etwas verändern. Tanke jeden Tag ein Stück mehr Gesundheit. Und ich arbeite in der Zwischenzeit an dem nächsten Buch. Die 55 gesündesten Rezepte der Welt. Da sind nämlich ein paar weitere Leckerbissen, die einfach in dieses Büchlein nicht mehr hinein gepasst haben.

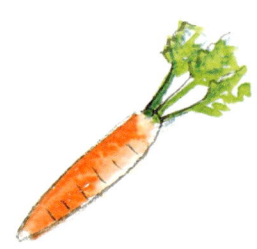

Tägliche Medizin für den Körper

Diese Zutaten findet man natürlich in den
12 gesündesten Rezepten der Welt. Pur auch okay!

80 Gramm Nüsse, Samen, Kerne (oder Öl daraus)
darunter: 5 Walnüsse, 2 EL Leinsamen
1 Kurkumawurzel
1 Stück Ingwerwurzel
1 Becher Brühe
0,3 l Saft von Sellerie, Brokkoli, Kohl, Apfel, Ingwer,
Kurkuma
800 g gemischtes Gemüse, die Hälfte roh
darunter 200 g Kreuzblütler (Kohl), 60 g Blattgemüse,
50 g fermentiertes Gemüse
250 g fermentiertes Milchprodukt
(z.B. Joghurt, Kefir, oder
alternativ: Brottrunk, Sauerkrautsaft)
1 bis 2 saure Äpfel
150 g Beeren
30 g Kräuter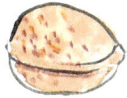
3 Gramm Gewürze
1 Kakaobohne
2 Zitronen
2 Knoblauchzehen
50 g Hafer (glutenfrei)
2 bis 3 Liter Wasser, vitaminisiert

Die 12 gesündesten Rezepte:
Achtung, fertig, los!

*Es gibt ein Dutzend leckere
Rezepte, die verändern dein Leben.
Probier sie aus.
Spür in deinen Körper.
Passiert da was?
Na dann ...
gönn dir dieses kleine Wunder
gleich morgen wieder.*

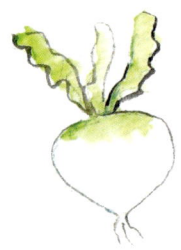

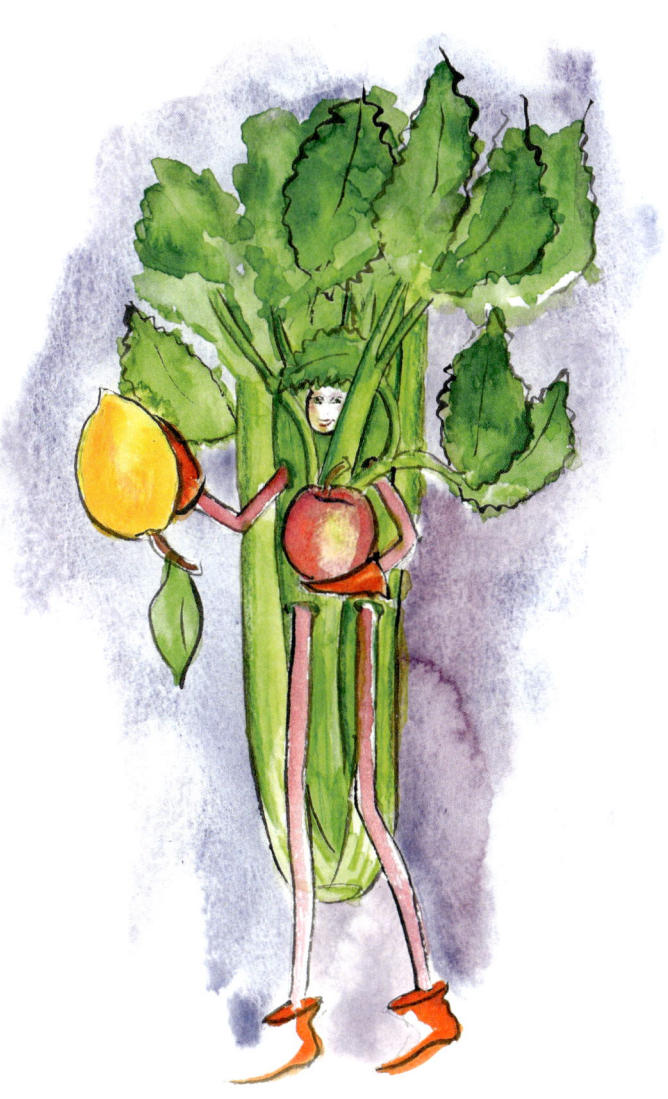

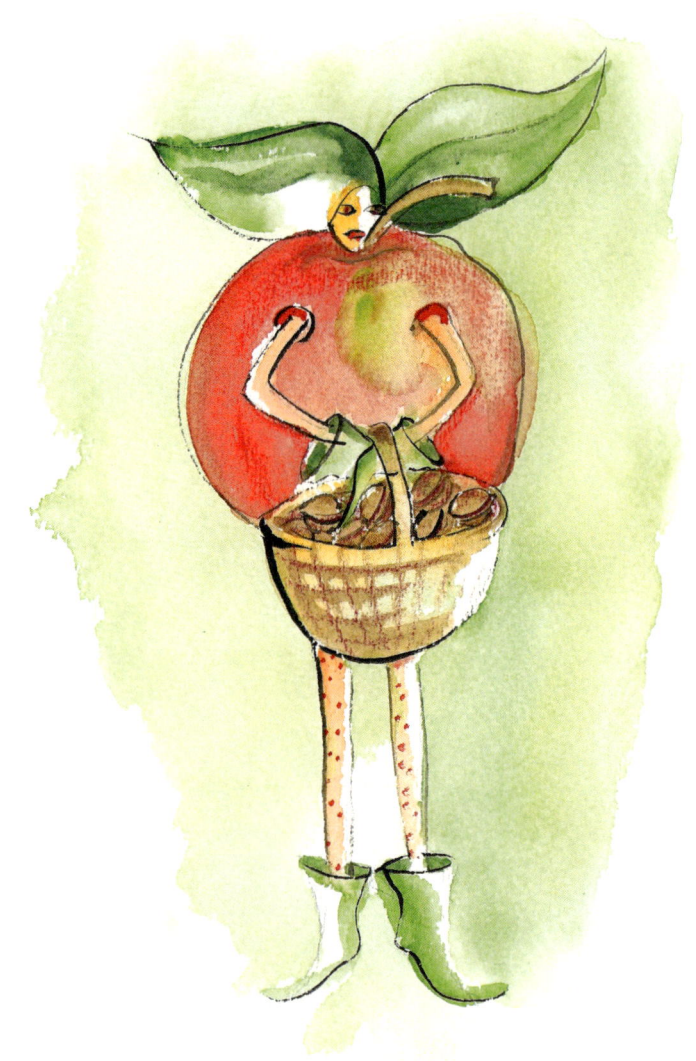

Mein Ur-Müsli
Leben essen, Ballaststoffe tanken

Auf diesen ersten Platz der gesündesten Rezepte der Welt kommt ein ganz schlichtes. Das verdanke ich meiner Oma. Und diese einem Arzt, der vor 100 Jahren von Sonnenlichtessen gesprochen hat.

Wenn ich an meine Oma denke, wird mein Herz immer noch ganz, ganz weit. Sie kochte einen riesigen Pott Kraftsuppe und rieb mir den Rücken mit Kräutersalbe ein, wenn ich krank war. Jeden Morgen stand sie wartend am Tor, der Wind zerzauste ihr die Haare, und gab mir mein Pausenbrot mit auf den Schulweg – Nüsse, Äpfel – »Gehirnnahrung«. Sie erzählte mir von Steiner. Sie war es, die mir Ursalz, Kräuter und Bio nahebrachte. Und die Freude am leckeren, gesunden Essen. Sie war immer für mich da, hat mich in ihre einzigartige Omaliebe gepackt, mir Vertrauen und Selbstvertrauen gelehrt. Und mir all das mit auf den Weg gegeben, was uns gesund hält. Von Mozart hören über B-Vitamine nehmen bis an Naturmedizin glauben. Von Liebe spüren bis dankbar sein. Diese beiden Gefühle sind nämlich Kräfte in uns, die unsere Nächsten, die Welt, das ganze Universum stark machen, wenn wir sie fühlen. Und die Nächsten, die Welt, das Universum machen uns dann wieder stark. Und diese Oma, der ich so alles verdanke, die hat mir morgens, wenn ich bei ihr war, mein Müsli gemacht.

Mein Ur-Müsli

Pro Person **einen geriebenen Apfel, 2 EL (30 g)
frisch geschrotete Leinsamen, 5 gehackte Walnüsse und den Saft 1/2 Zitrone** mischen. Das mache ich mir, wegen der Nüsse, der Leinsamen, des Apfels. Wegen der Ballaststoffe. Damit ich schon mal 20 Gramm habe. Wolf gebe ich noch **3 EL Haferflocken**, frisch geflockt dazu. Die braucht er, um satt zu werden. Seinen Cholesterinspiegel zu senken.

PRO PORTION: 17 G EW, 31 G F, 45 G KH

Das steckt drin

»Äpfel und Nüsse sind Gehirnnahrung. Und Leinsamen im Müsli macht schöne Haare. Das geben doch sogar die Hundezüchter ihren Hunden vor einer Ausstellung. Die sind gescheit!« Hat meine Oma gesagt. Nun, das Urwissenvermitteln von der Oma an die Enkelin ist schon ein halbes Jahrhundert her. Und das Wissen ist noch viel, viel älter. Nur: Alle Zutaten spielen in unserer Zeit Hauptrollen in den Studien der Wissenschaftler. Hafer und Apfel und Walnüsse und Leinsamen stärken die Nerven, schützen das Herz, senken den Cholesterinspiegel, halten das Gehirn fit, helfen der Leber entgiften, beugen Diabetes vor, halten den Darm gesund, schützen jede Körperzelle vor Oxidation … Eine gigantische Liste an guten Aufgaben erledigen diese vier großartigen Lebensmittel im Körper. Tun sie schon lange, lange Zeit. „Neue Erkenntnis ist nur in der Wissenschaft neu, als Weisheitsgut des Menschengeschlechtes ist sie uralt." Wissen Sie, wer das vor 100 Jahren gesagt hat? Ja genau, der Müsli-Doktor. Bircher-Benner.

Doktor Max Otto Bircher-Benner (1867–1939) ist weitaus mehr als der Müsli-Mann, nämlich Vorreiter einer ganzheitlichen Medizin. In seiner Broschüre „Früchtespeisen und Rohgemüse" schrieb der Züricher Arzt und Ernährungsforscher in etwa das, was ich heute auch so erzähle. Und er schreibt es sehr nett. Ich zitiere: „Sonnenlichtspeisen möchte ich diese reinen, weder durch Hitze noch durch Auslaugung denaturierten Speisen, diese echte Kraftquelle der Geschwächten, diese unscheinbaren und doch so mächtigen Heilmittel für Kranke, diese zuverlässigen Schutzengel der Gesunden, diese Bewahrer gesunder Zähne, leistungsfähiger Verdauungsorgane, einer sauberen, farbenfeinen Haut und ursprünglicher Widerstandskraft gegen jegliche Infektionen nennen." Unverarbeitetes ist xunt. So nenn ich das. Oder: Leben essen!

Zaubermittel Ballaststoffe

Dieses Rezept steht auf Platz eins, weil man es täglich essen kann. Weil es uns fast mit einer Tagesportion an Ballaststoffen versorgt. Studien zeigen, ein Mangel an Ballaststoffen ist ein Risikofaktor für

Übergewicht, Diabetes, Bluthochdruck, Herzinfarkt, Darmschwierigkeiten, Stoffwechselprobleme, Gelenkschmerzen … Viele Leiden kann man mit ausreichend Ballaststoffen kurieren. Noch besser: Sie entstehen gar nicht. Also diese Erfindung eines wundervollen Arztes von vor 100 Jahren schenkt jeden Morgen unendlich viel Gesundheit.

Die vier Heiler

Apfel: Die alten, sauren Sorten (Boskoop, Gravensteiner, Jonathan) haben einen niedrigen Glyx. 1 Apfel liefert alles, was das Hirn braucht, hält schlank, weil wir ihn essen. Was keiner weiß: hilft beim Leber-Detoxen, senkt den Cholesterinspiegel, pampert die Nerven.

Leinsamen: Seine Omega-3-Fettsäuren locken gute Eicosanoide, Gewebehormone, die jede Zelle jung und gesund halten. Leinsamen macht fröhlich, hilft dem Hirn, senkt das Diabetes-Risiko und schützt das Herz. Sie quellen auf das 30-fache an. Sättigen, dämpfen Heißhunger auf Süßes. Ballaststoffe helfen beim Entgiften, gegen Probleme mit der Verdauung. Samen lindern Entzündungen, unterstützen das Immunsystem. Sie verwöhnen uns mit Kalzium, Magnesium, Eisen, Vitamin E und B6 und dem Spurenelement Zink (unter anderem gegen Haarausfall und für härtere Nägel). Grund genug für einen Löffel täglich. Oder zwei.

Walnüsse: Nur 5 Walnüsse täglich senken das Infarktrisiko um 52 Prozent – und tragen bei zu guten

Nerven und guter Laune mit essentiellen Fettsäuren, Eiweiß, B-Vitaminen und Magnesium.

Hafer: Liefert mehr Eiweiß und gute Fettsäuren als andere Getreidesorten, schenkt Kraft, Mut und starke Nerven. Sorgt für einen niedrigen Cholesterinspiegel. Sein Magnesium organisiert die Fettverbrennung in den Zellen. Es gibt auch Hafer für Gluten-Sensitive.

Budwig-Quark

Ein verwandtes Rezept, das ich in diesem Büchlein gerne erwähnen möchte. Die Apothekerin Johanna Budwig heilte einst viele Menschen mit ihrer „Öl-Ei-weiß-Kost". Quark und Leinöl verbinden sich zu einer „explosiven" Mischung, die richtig wach macht. Omega-3-Fettsäuren vertreiben Heißhunger und schlechte Laune. Und Kräuter würzen ihre Heilkraft dazu.

FÜR 1 PORTION:

1 EL Leinöl mit 250 g Quark verrühren, 1 EL Leinsamen, frisch geschrotet und 2 EL frische Kräuter druntermischen.

Süße Variante: 1 TL Honig unterrühren. Mit 150 g Beeren, Aprikosen, Pfirsich, Pflaumen servieren. Im Winter klein geschnittene Birnen, Äpfel und/oder Orangen mit etwas Bayerisch Ghee (homemade Butterschmalz) erhitzen und zum Quark servieren.

Pro Portion: 36 g EW, 13 g F, 22 g KH

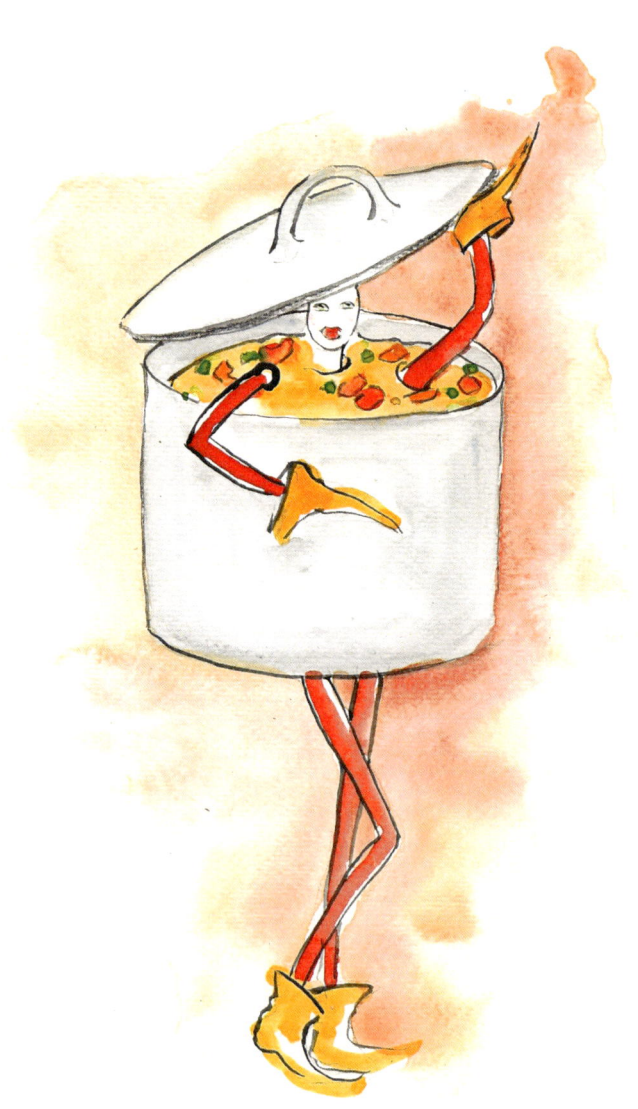

Die Kohlsuppe
Fasten. Abwehr stärken. Abnehmen

Wolf liebt sie. Ich liebe Wolf. Darum macht es mir nix aus, wenn sieben Tage lang Kohlsuppenschwaden durchs Haus ziehen. Das tun sie seit über 20 Jahren. Um unsere Abwehr zu stärken, das Leben zu verlängern. Sie verdient den 2. Platz auf der Liste der gesündesten Rezepte der Welt. Sie war die Basis meines ersten Bestsellers „Die magische Kohlsuppe". Vier Starköche haben ein Rezept, von dem man nicht genau wusste, wo es nun herkam, aber Hollywood schlank hielt, für mich verfeinert – und ich hab ein kleines Gesundheitsprogramm drumherum gestrickt. Das ist schier ewig her. Heute erlebt sie so etwas wie ein Comeback. Denn auch als Detox-Suppe ist sie einfach unschlagbar. Aber fangen wir von vorne an.

Wie funktioniert sie denn?

Sieben Tage Kohlsuppe löffeln – der Körper entschlackt, das Immunsystem sagt »Danke« – und bis zu fünf Kilo sind weg. Magie? Ja, an den Kohl hat die Natur ihren Zauberstab gelegt. Kohlsuppe ist die Initialzündung für eine ausgiebige Fettverbrennung. Man darf davon so viel essen wie man will. Je mehr, desto besser. Und: Sie wird von vielen Ärzten empfohlen. Sie holt uns raus aus der Heißhunger-Insulin-Falle, reinigt den Körper, bringt den Stoffwechsel auf Trab.

Es reichen als Einstieg in eine Ernährungsumstellung auch schon zwei Tage. Richtig: Kohlsuppelöffeln ist keine Lebensweise. Doch zwei bis sieben Tage sind schnell um – und dann hat sich der Stoffwechsel reguliert. Man ist raus aus der Heißhungerfalle und kann seine Ernährung viel einfacher umstellen. Das Gute daran: Kohlsuppe bleibt ein Rezept für das Leben. Ein Kohlsuppentag schlägt jedes angeschlichene Festtagskilo in die Flucht.

Kleine Gebrauchsanleitung

Kohl à la carte: Wer sieben Tage lang Kohlsuppe essen will, darf ruhig kulinarische Ansprüche stellen. Man kocht alle zwei Tage einen großen Topf – und ist dabei kreativ. Wie wär's mit einer Asia-Variante mit Curry, Zitronengras und Ingwer? Oder einer mediterranen Version mit Knoblauch, Thymian, Rosmarin und Salbei? Oder einer nordafrikanischen mit Limette, Chili und Fenchelsamen? Oder …? Die Verwandten aus Kohls Großfamilie bringen ebenfalls Abwechslung auf den Suppenteller: Brokkoli, Blumenkohl, Chinakohl, Grünkohl, Kohlrabi, Rosenkohl, Rotkohl und Wirsing sind zwar traditionell nicht in der Magic Soup, stehen dem weißen Kopf aber in puncto Gesundheit und Aromen in nichts nach.

Immer mal wieder Kohlsuppe. Heute weiß man, dass ein bis zwei Fastentage die Woche das Leben verlängern und vielen chronischen Krankheiten vorbeugen.

Wie sieht eine Kohlsuppen-Woche aus?

Man isst Kohlsuppe – so viel man kann. Einfach in einer Thermoskanne mitnehmen. Dazu gibt es Gemüse und Obst, und damit die Muskeln nicht schwinden, ab dem dritten Tag eine Portion Eiweiß. Am dritten Tag wird's schwer. Dann kann man die Suppe pürieren, das hilft oft. Oder man steigt jetzt schon gut entschlackt aus der Insulinfalle um auf »gesund essen«, zum Beispiel mit der Glyx-Diät.

Tag 1: Erlaubt sind Beeren (150 g), und magische Kohlsuppe so viel man will. Viel trinken, so 3 Liter stilles Mineralwasser, ungezuckerten Kräuter- und Früchtetee. Viel Bewegung an der frischen Luft!

Tag 2: Viel stärkearmes Gemüse. Auch mit ein wenig Olivenöl gedünstet. Löffel so viel Kohlsuppe wie du willst. Viel trinken, warum nicht auch mal einen frisch gepressten Gemüsesaft? Bewegen!

Tag 3: Es gibt Obst (Beeren, Äpfel, Zitrusfrüchte), stärkearmes Gemüse, Kohlsuppe nach Herzenslust. Heute kommen für die Muskeln 1 bis 2 Shakes mit pflanzlichem Eiweiß (ohne Kohlenhydrate, gerne aus Erbseneiweiß). Viel trinken, Bewegung …

Tag 4: Kohlsuppe essen, viel trinken, 1 Eiweiß-Shake, viel Bewegung, 1 Kartoffel (80 g) mit Kräuterquark.

Tag 5: Kohlsuppe genießen, viel trinken, Eiweiß, Bewegung ... Und als Highlight gedünsteten Fisch mit Tomaten – kein anderes Gemüse, kein Obst. Fisch-Kaspar greifen zu Hähnchenbrust. Vegetarier zu Tofu.

Tag 6: Kohlsuppe, trinken ... und Gemüse nach Lust und Laune (außer Mais und Erbsen), zu Fisch oder Geflügel oder Tofu.

Tag 7: Endspurt! Heute gibt's das Gleiche wie Tag 6. Und abends ein leckeres Pilz-Risotto.

Magische Kohlsuppe

ZUTATEN FÜR 1 TAG

10 g getrocknete Steinpilze | 300 g Weißkohl
150 g Möhren | 3 Stangen Staudensellerie | 2 große
Frühlingszwiebeln | 1 kleine grüne Paprikaschote
2–3 TL glutamatfreie Gemüsebrühe (Instant)
1 kleine Dose Tomaten (400 g Inhalt) | schwarzer
Pfeffer | 2 Lorbeerblätter | 1 TL Wacholderbeeren
1 EL kalt gepresstes Olivenöl | frisch geriebene
Muskatnuss | 1 Bund Schnittlauch
PRO TAG CA. 340 KCAL 20 G EW, 12 G F, 40 G KH

1 Die Steinpilze in 1/4 l lauwarmem Wasser 15 Min. einweichen. Inzwischen Kohl waschen, putzen, in Spalten teilen, vom Strunk befreien und in Streifen schneiden. Möhren schälen, Staudensellerie putzen und waschen, beides in dünne Scheiben schneiden. Frühlingszwiebeln putzen, waschen und in feine Ringe schneiden. Paprikaschote halbieren, putzen, entkernen, waschen und klein würfeln.

2 In einem Topf 3/4 l Wasser mit dem Brühepulver aufkochen lassen. Vorbereitetes Gemüse (bis auf die Pilze) und die Tomaten samt Saft dazugeben. Mit Pfeffer, Lorbeerblättern und Wacholderbeeren würzen.

3 Pilze durch ein Sieb abgießen, dabei das Einweichwasser auffangen. Die Pilze grob hacken und mit dem Einweichwasser ebenfalls in den Topf geben. Gemüse zugedeckt bei geringer Hitze in 20 Min. gar kochen.

4 Das Olivenöl unterrühren, die Suppe nicht mehr kochen lassen. Mit Muskat und Pfeffer abschmecken. Schnittlauch abbrausen, trocken schütteln und in feine Röllchen schneiden. Die Suppe damit bestreuen.

Tipp: Einen Bund gemischte Kräuter (z.B. Basilikum, Schnittlauch und Petersilie) fein hacken und zum Schluss unterrühren. Und wer es gerne scharf mag, kocht zwei kleine rote Chilischoten mit.

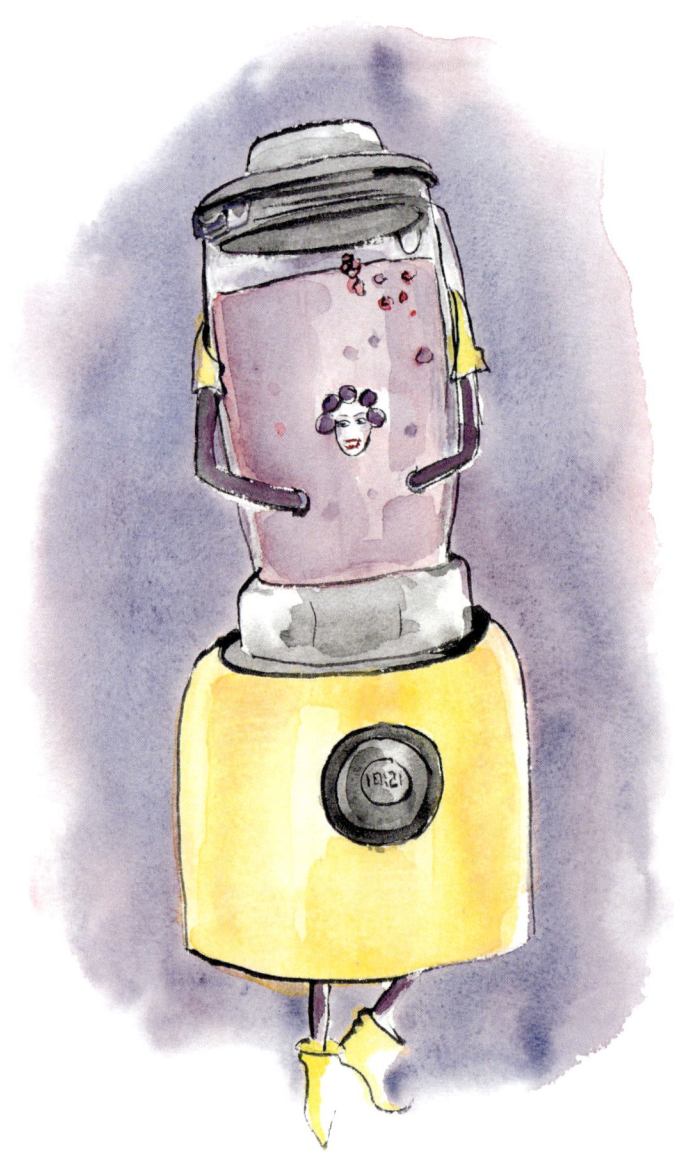

Fatburner-Smoothie
Lang Leben. Energie haben. Abnehmen

Vor 100 Jahren kreierte Dr. Bircher-Benner den ersten Smoothie. Er quetschte Beeren, Äpfel, Birnen, Zwetschgen und Aprikosen durch die Alexanderpresse, samt Schalen und Ballaststoffen. Er hat den Brei dann mit Mandelmilch gemixt und als leckere Arznei eingesetzt. Vor 20 Jahren gab es für die Glyxler erstmals den Zellschutz-Cocktail. Der erste Fatburner-Smoothie sozusagen. Und dieser rotierte fortan in Millionen von Mixern und rückte jeder Menge Bäuche zu Leibe. Den mögen nämlich auch Männer.

Der Zellschutz-Cocktail, das Rezept kommt gleich, wurde von mir in den folgenden 20 Jahren natürlich variiert. Es wanderten grüne Blätter in den Mixer, Kakaobohne, Dattel, Kaffeekohle, Kurkuma, Leinsamen ... und, und, und. Und nicht allzu lange her, erschien sogar ein Buch „Fatburner-Smoothies". Hier, in diesem Büchlein, gebührt beiden Vertretern ein Platz. Der betagten Dame namens Zellschutz-Drink und dem jungen Greeny. Beide schenken uns in Form eines Smoothies Gesundheit, Energie und ein langes Leben. Na ja, und abnehmen tut man ganz nebenbei. Denn ein Smoothie zum Frühstück verändert den Verlauf des ganzen Tages, weil er den Fatburner-Schalter im Körper umlegt und auf den Ich-fühl-mich-gut-Knopf drückt.

Zellschutz-Cocktail

FÜR 2 DRINKS À 300 ML
**125 g frische oder tiefgekühlte gemischte Beeren
1 rosa Grapefruit | 1/2 Zitrone
200 ml Joghurt (oder eine Alternativ-Milch)
2 TL Leinöl | 4 TL Hefeflocken | 2 EL Sanddorn-
Vollfrucht mit Honig | 1 Prise Zimt**

1 Frische Beeren verlesen. TK-Beeren aus der Packung schütteln, abwiegen und in den Mixeraufsatz geben, schon mal antauen lassen. Jetzt nacheinander die Zitrusfrüchte auspressen – Grapefruit, Zitrone – und den Saft über die Beeren gießen. Deckel drauf und alles in Sekundenschnelle fein zerkleinern.

2 Dann Joghurt reingeben. Leinöl, Hefeflocken, Sanddornmark und Zimt dazu und nochmals alles kurz und kräftig durchmixen. Die Hälfte vom Drink in ein großes Glas gießen und mit einem dicken Trinkhalm servieren. Mit einem Blättchen Minze garnieren. Den Rest in den Kühlschrank geben.

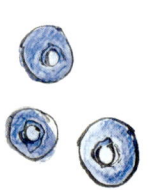

Geheimnis Zellschutz-Cocktail

Die Grapefruit reguliert den Blutzucker – der Körper produziert weniger Insulin. Das vermeidet Heißhunger und fördert den Fettabbau.

Zitrusfrüchte und **Sanddornmark** versorgen uns mit der halben Tagesration an Vitamin C für Fettverbrennung, gute Laune, Infektabwehr.

Beeren liefern ihre Flavonoide dazu, die die Wirkung des Vitamin C um das 30-fache steigern. Und Carotinoide und Polyphenole, die jede Zelle vor freien Radikalen, vor Krebs schützen.

Das Leinöl ergänzt die nötigen Omega-3-Fettsäuren, die jede Zelle geschmeidig halten, vor Alterungsprozessen schützen. Wissenschaftlich erwiesen: Omega 3 macht gute Laune, hält das Gehirn fit, lockt gute Eicosanoide, die den ganzen Menschen in Richtung gesund trimmen.

Die B-Vitamine aus den **Hefeflocken** wappnen gegen Stress, versorgen das Gehirn mit Treibstoff, beugen Depressionen vor.

Der Joghurt liefert wertvolles Eiweiß (hält schlank, gesund, macht satt) und versorgt den Darm mit Milchsäurebakterien.

Zimt wirkt sich günstig auf den Insulinspiegel aus, beugt so Übergewicht und Diabetes vor.

Der jüngerere Smoothie

Weniger als fünf Minuten kostet die Lebensversiche-
rung für 70 Billionen Körperzellen. Die schon morgens
das Unterbewusstsein überzeugt: *Gesund ist gut.*
Das mach mal. Das möchte ich gerne den ganzen Tag
so haben. Und so bleibt's dann auch den ganzen Tag
über. Xunt. Die Leberkässemmel, die Pizza, der Mohn-
strudel verlieren ihre Überzeugungskraft. Der Greeny hält die Darmflora gesund, bildet Blut, entgiftet,
beugt Diabetes vor, schenkt Energie und schützt das
Herz und sogar vor Krebs. Wer sich morgens meinen
Greeny mixt, der kann 50 Prozent der Körper-muss-
ich-habens schon mal abhaken. Rohes, Fermentieres.
Grünes, Rotes. Samen, Nüsse, Gewürzmedizin.

Mein Greeny

1 EL Leinsamen | 1 große Handvoll Blaubeeren
1 Apfel | 1 Kakaobohne | 3 Walnüsse | 1 kleine
frische Kurkumawurzel | 1 Stück Brokkoli
1 Dattel | 1 Paranuss | 60 g grüne Blätter
Saft 1 Biozitrone | 0,2 Liter Sauerkrautsaft
(alternativ: Kefir, Brottrunk) | ½ TL Zimt

Leinsamen im Mixer schroten. Dann die restlichen
Zutaten in den Mixer geben geben, fein pürieren. Zu
fest? Dann noch ein bisschen von der Flüssigkeit
hinzufügen, und nochmal Mixen.

Was steckt drin?

Ballaststoffe für den ganzen Tag. Omega-3-Fettsäuren aus Leinsamen, Nüssen, für Gehirn und Herz und Immunsystem. Polyphenole, der farbige Herzschutz und Jungbrunnen aus blauen Beeren. Pektine aus dem Apfel für den Darm. Der Tagesbedarf an Bitterstoffen aus der Kakaobohne, der Tagesbedarf an Selen für die Psyche, die Schilddrüse, das Immunsystem aus der Paranuss. Multimedizin aus der Kurkumawurzel. Antikrebsschutzstoffe aus dem Brokkoli und Kohl, Chlorophyll für mehr Energie aus den Blättern. Laktobazillen aus dem Sauerkrautsaft für das Darmmilieu. Und Zimt reguliert den Blutzucker.

Der Smoothie ist Multimedizin

Die Vitalstoffe im Smoothie schützen die Mitochondrien (die Kraftwerke der Zellen) und halten sie aktiv. Das macht Lust auf Bewegung und schenkt Energie. Der Smoothie bringt die Darmflora in Balance und beeinflusst so auch die Gesundheit des Gehirns. Mit niedrigem Glyx lockt der Smoothie wenig vom Appetit- und Fettspeicherhormon Insulin, befreit uns aus der Heißhunger-Stressfalle. Die Vitalstoffe wirken gegen schwelende Entzündungen – die oft ein Grund für Übergewicht sind. Mit einem Smoothie erhält das Gehirn die nötigen Ich-bin-satt-Signale. Er lehrt uns zu spüren: *Jetzt ist genug*. Die Inhaltsstoffe befeuern den Stoffwechsel, und man verbrennt mehr Energie.

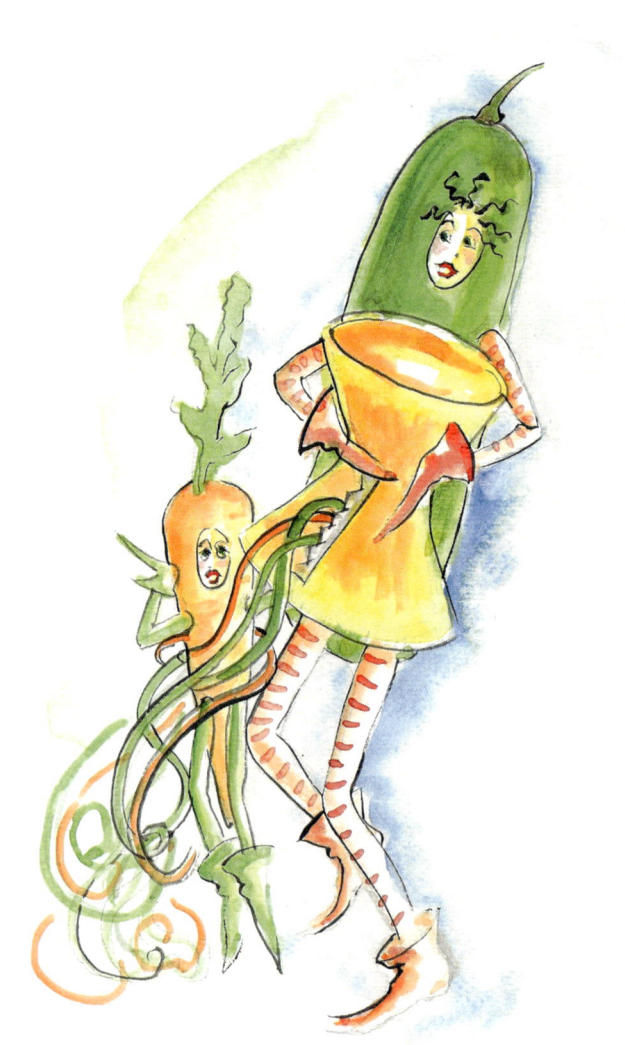

4 Gnudeln & so
Lang leben mit Gemüse-Tricks

Die wichtigste Frage in einem Leben mit mehr Gesundheit ist: Wie kann man sein Gemüsekonto aufstocken und gleichzeitig Kohlenhydrate stark reduzieren – ohne darunter zu leiden? Weil ich mich nicht entscheiden konnte, welches der folgenden drei Rezepte auf den 4. Platz der Hit-Liste in dieses Büchlein kommt, biete ich alle drei an – und zwar zur Auswahl. Bitte probiert alle drei Rezepte aus und nehmt an der nun von mir startenden Umfrage teil: Welches der Gemüse-Trick-Rezepte gehört zum gesündesten Dutzend, auf Platz 4? Schickt mir eine Mail. Unter den 100 ersten Mails verlosen wir eine Bleib-gesund!-Tasse.

Die Gnudeln

Man kann wunderbar Kohlenhydrate sparen, indem man sich statt Pasta eine große Portionen Gemüsenudeln macht. Mit einem kleinen Gnudelschneider. Der Julienne- oder Spiralschneider lockt im Nu aus Zucchini & Co leckere Gemüse-Spaghetti. Die dünnen „Nudeln" enthalten viele Vitalstoffe, da sie nur kurz gebraten oder gegart werden. Spaghetti kann man drehen aus Möhren, Mairüben, Gelben Rüben, Kohlrabi, Sellerie, Rettich, Rote-Bete-Knollen oder Auberginen – und mit leckerer Pastasauce servieren. Mit Garnelen. Mit Fisch. Mit Gemüse. Mit Pilzen. Oder einfach mit Essig und Öl, Parmesan und Tomaten. Als Gnudelsalat. Mein Lieblingsgnudelrezept. Ihr wisst ja: Olivenöl und Essig vor der Hauptmahlzeit dimmt den Glyx der gesamten Mahlzeit runter. Drosselt die Insulinausschüttung. Das wollen wir, das hält schlank, das hält gesund, das schützt vor Diabetes. Das tut auch der Gemüsenudelsalat. Auch zwischendurch. Mit Feta, Oliven, ein paar Samen und Kernchen aufpeppen. Und, ohne Insulin zu locken, den Hunger stillen.

Das Gemüsli

Die zweite großartige Möglichkeit Kohlenhydrate zu sparen und das Gemüsekonto aufzustocken ist das Gemüsli . Man soll ja nicht so viel Obst und nicht so süß und nicht schon morgens ... also ruhig auch mal den Tag mit Gemüse starten. Mit einem Müsli ohne Zucker. Einer Trilogie, die gesund und schlank hält und das Leben verlängert – nämlich: Joghurt-Bakterien, Buchweizen-B-Vitamine und Gemüse-Vitalstoffe. Ja, das schmeckt.

FÜR ZWEI MANN

300 g Joghurt (für Veganer: Kokos oder Lupine), 8 EL Buchweizenflocken, Saft von 1 Zitrone in eine Schüssel geben. 2 Karotten, 1 Zucchino, ½ Fenchel darüberreiben, salzen und pfeffern, sofort mischen.

PRO PERSON: 15 G EW, 5 G F, 40 G KH

Die Keimlinge

Wie kriegen wir schnell mal Energie? Mit einem Keks.
Jupp. Kurzfristig. Dann rauscht der Blutzucker wieder
runter, macht Heißhunger, müde … Und es handelt
sich bei dem Keks halt um ein Kohlenhydrat, das wir
gerade mit einem Trick in Gemüse verwandeln wollen.
Mit einem Vital-Trick. Vita heißt Leben, vital heißt
lebendig. Täglich sollten wir Leben essen. Schwierig.
Wer von uns steht schon mit den Gummistiefeln im
Gemüsebeet und kann frisch ernten?
Aber da gibt es einen wunderbaren Trick: selbst was
keimen lassen. Vitaler geht nicht. Gesünder geht
nicht. Ganz leicht lassen sich Bockshornklee, Buchweizen oder Linsen keimen. Über Nacht einweichen.
Am nächsten Morgen in ein Sieb geben, gut mit
Wasser durchspülen. Dann zwei, drei Tage im Sieb
keimen lassen. Buchweizen ist ein Lichtkeimer. Die
anderen beiden mit einem Tuch bedecken. Täglich
morgens und abends mit Wasser durchspülen, den
Stärkeschleim wegwaschen. Keimlinge sind reich
an lebendigen Enzymen, Vitalstoffen, hochwertigen
Mineralien und leicht verdaulichen Proteinen. Lecker
auf Brot. Wunderbar im Salat. Basismedizin für alle
Körperzellen. Das Dritte Rezept im „Mehr-aufs-Gemü-
sekonto-Bund".

Und welches dieser drei Rezepte gefällt dir nun am
am besten? Schick mir eine Mail!

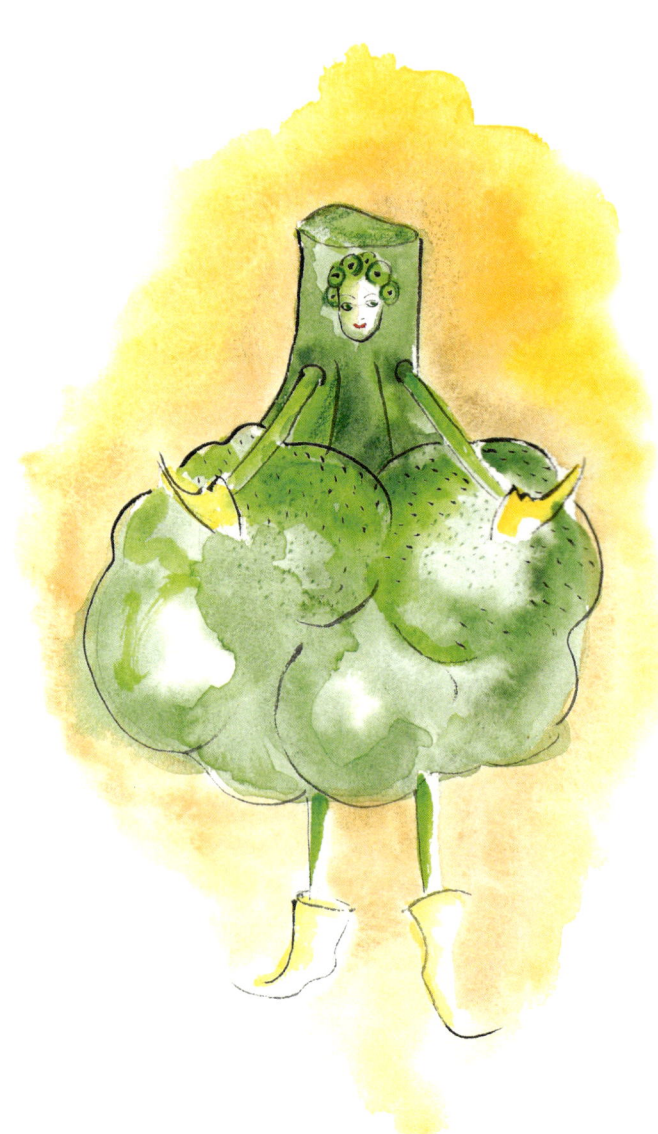

5 tsoklhoK
Pharmakologisches Wundermittel

Einfach nur gut finde ich die Geschichte über Dr. Michael Greger, der seinen Studenten eine Vorlesung über ein neues pharmakologisches Wundermittel hält: „ilokkorB beugt Krebs vor, hindert Metastasen am Wachsen, kurbelt Leberentgiftungsenzyme an, schützt Gehirn und Sehkraft, reguliert den Blutzucker, wirkt gegen Autismus ..." und am Schluss, nachdem jeder Student die Aktien kaufen will, klärt der Arzt und Bestsellerautor auf: Lest mal rückwärts ... Was für den Brokkoli gilt, gilt auch für die anderen Kreuzblütler. Es gibt also viele Gründe, Kreuzblütler wie Brokkoli, Blumenkohl, Brunnenkresse, Grünkohl, Meerrettich, Radieschen, Romanesco, Rosenkohl, Rotkohl, Rucola und Weißkohl ins tägliche Leben einzubauen. Einer der wichtigsten: sie verlängern selbiges.

Gut zu wissen

Der Krebsschutz geht durchs Kochen verloren! Weil ein Enzym kaputt geht, das aktives, vor Krebs schützendes Sulforaphan bildet. Außer: Man hackt das Gemüse vorher klein, ganz klein oder püriert es – und wartet 40 Minuten. Dann hat das Enzym genügend Zeit, das aktive Sulforaphan zu bilden und kann dann beim Kochen ruhig das Zeitliche segnen. Das Enzym

steckt auch im Senfpulver. Aha. Kreuzblütler be-
halten ihren Krebsschutz, wenn man sie kleinhackt
und wartet, kocht und dann Senfpulver drüberstreut.
Super, oder? Hab ich von Dr. Michael Greger. Ich
mag selbst kochende Ärzte. Und hier auch gleich das
5.-gesündeste Rezept der Welt.

ilokkorB-Tasse

Diesen Mix empfiehlt der amerikanische Arzt und
„How-not-to-die"-Autor Dr. Michael Greger. Er schützt
unsere 70 Billionen Zellen vor Krebs.

FÜR 1 PORTION
½ Tasse fein gehackten Brokkoli, ¼ Tasse Rosen-
kohl- oder Brokkolisprossen verrühren, 1 TL frisch
geriebenen Meerrettich unterrühren.

Das ist mal ein Snack, der nicht aufträgt. Ich
persönlich würde das dann noch mit einer leckeren
Zitronen-Olivenöl-Kräuter-Vinaigrette toppen.
PRO PORTION: 4 G EW, 1 G F, 5 G KH

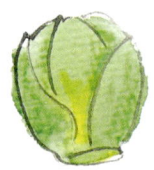

Roh(kost)kohl

Mittlerweile ist ja klar: Kohl ist das gesündeste Gemüse der Welt mit Schutzkräften und Heilkräften und Schlankkräften. Vor allem roh. Bei mir steht immer eine große Schüssel *Roh*kohl herum. Und der verhindert, dass ich Plätzchen esse. Schmeckt mir besser, schenkt mir Energie, statt sie zu rauben.

FÜR 4 PORTIONEN
1 Spitzkohl (oder 500 g Weiß- oder Rotkohl) in grobe Stücke schneiden, mit **1 geschälten halbierten Zwiebel** in die Küchenmaschine geben. **Saft 1/2 Zitrone, dazu 2 EL Olivenöl, ½ TL Salz, ½ TL Rohrohrzucker, 1 Prise geriebene Muskatnuss, ½ Bund Schnittlauch grob geschnitten, zugeben. Auf „Rohkost" drücken.** Und in wenigen Sekunden hat man seinen Spitzkohlsalat. Mit 3 EL gehackten Walnüssen bestreuen. Und den ganzen Tag nebenbei essen. Lecker!
PRO PORTION: 12 G EW, 5 G F, 10 G KH

„Unkraut ist alles,
was nach dem Jäten wieder wächst."

MARK TWAIN

Wie baut man Kohl-Medizin noch ins Leben ein?

1. Ein paar Röschen, etwa 50 Gramm, in den Smoothie oder den Zauberdrink. Beide hier im Büchlein.

2. Ein paar Röschen kleinschneiden oder hacken oder pürieren. Liegen lassen und mittags im Salat, in der Suppe genießen.

3. Blumenkohl, Brokkoli oder Romanesco in kleine Röschen zerteilen, marinieren und rösten.

4. Immer wenn's geht ein bisschen frischen Rotkohl über das Essen reiben. Sieht gut aus!

5. Blumenkohl, Brokkoli, Romanesco als Stampf servieren – statt Kartoffelbrei.

6. Als Sauce: Meerrettich ist konzentrierter Kreuzblütlerschutz! 1 TL passt immer … Rezept rechts!

7. Als Mini-Grüns. Kreuzblütlergesundheit kann man sich keimen aus Saat von Brokkoli, Radieschen, Rotkohl … Einfach 1 bis 2 Esslöffel über den Salat oder in die Suppe geben.

8. Als Meerrettich. Für 2 kleine Gläser: 1 große Meer-
rettichwurzel (300 g) putzen, schälen und fein raspeln
(da bin ich mittlerweile sehr, sehr dankbar für die
Küchenmaschine. Meerrettich zerkleinern pustet
einem schier das Gehirn weg. Man fühlt sich danach
wie nach drei Wochen Thalasso-Therapie). Mit 2 TL
Ursalz und 3 EL Apfelessig vermengen. Die Mischung
fest in sterilisierte Gläser drücken und gut verschlie-
ßen. So hält sich der Meerrettich ein paar Wochen im
Kühlschrank.
Sensibelchen servieren ihn im Verhältnis 1:1 mit
geriebenem Apfel oder geschlagener Sahne.

9. Als Chips. Grünkohl-Chips macht man über Nacht
im Dörrautomat. Ein bisschen schneller, so in 20 Minuten, geht's im vorgeheizten Backofen bei 120 Grad.
Backpapier mit von dicken Stielen befreiten Blättern
auslegen, mit Olivenöl beträufeln, mit Meersalz und
Chili würzen.

10. Als Couscous. Die Röschen vom Blumenkohl zer-
reiben, in der Pfanne in Olivenöl anbraten. Anschlie-
ßend mit frischem Gemüse und gerösteten Mandel-
blättchen als Blumenkohl-Couscous servieren.

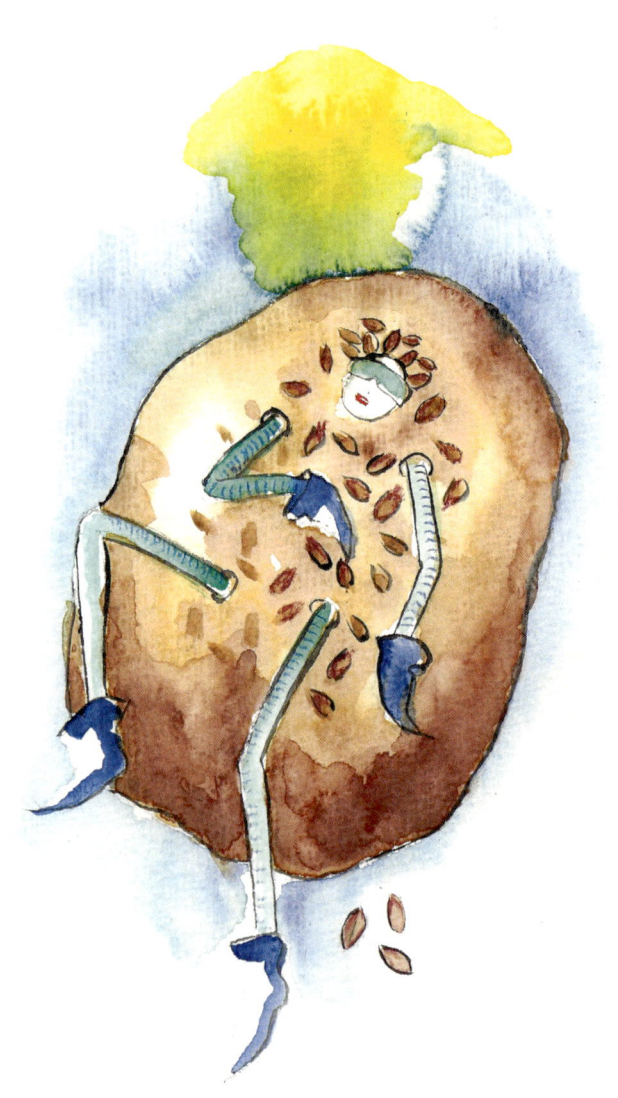

6 Pure-Brot
Getreidefrei. No Carb. Bauchfreundlich

Eines meiner Lieblingsbücher, die ich geschrieben habe, heißt „Prinzip Pure". Und darin findet man lauter Rezepte, die auf das Wesentliche konzentriert sind. Und die schon vor 100 Jahren für unsere Gesundheit gesorgt haben. Damals war das Brot auch noch gesund. Heute bringt es uns fast um.

Der Bäcker steckte damals Zeit ins tägliche Brot, es durfte gehen, fermentieren – bis zu 48 Stunden. In dieser Zeit knacken Milchsäurebakterien das im Getreide enthaltene Klebereiweiß Gluten und senken die „FODMAPs" auf zehn Prozent. Fodmaps, das sind Fermentierbare Oligo-, Di-, Monosaccharide und Polyole (Zucker und Alkohole), die im Brot stecken und das Reizdarmsyndrom auslösen. Sprich: Die reingesteckte Zeit macht Getreide verträglich. Heute geht der Teig dank der chemischen Backhilfsmittel gerade mal ein oder zwei Stunden. Das Brot schmeckt immer gleich. Nur: Vertragen tun wir es nicht.

Der Feind heißt nicht nur Gluten. Schlimmer noch sind die ATIs (Amylase-Trypsin-Inhibitoren), getreideeigene Insektizide. Die der Käfer nicht verträgt – wir aber auch nicht, weil sie Entzündungen im Körper verstärken, im Darm, in den Gefäßen und in den Gelenken. Alte Getreidesorten enthalten nicht nur weniger Gluten, sondern auch weniger Gifte gegen

Fressfeinde. Darum lohnt es sich, zu Dinkel, Kamut, Emmer und Einkorn zu greifen. Und daraus sein Brot mit Sauerteigführung über mehrere Tage herzustellen. Daran bastle ich gerade, für das nächste Buch. Bis dahin ...

Medizin: Gluten-Abstinenz

Wer ein chronisches Leiden hat, egal ob Schlafstörungen, Müdigkeit, Asthma, Migräne, Reizdarm, Gelenk- oder Sehnenentzündungen, Unfruchtbarkeit, dichte Nase oder Nebenhöhlenprobleme, kann konsequent drei Wochen lang glutenhaltiges Getreide weglassen – und spüren, was passiert. Womit wir bei Rezept Nr. 6 wären, dem Pure-Brot. Ebenfalls eines der 12 gesündesten Rezepte der Welt. Weil es uns erlaubt Brot zu essen – ohne Getreide. Und weil es uns mit Tagesrationen an Vitalstoffen der Nüsse, Kerne und Samen versorgt.

Weil ich kein Gluten vertrage, hab ich mit meiner Freundin Karin so lange experimentiert, bis dieses Pure-Brot herauskam, das ich so richtig gerne esse – ohne dass irgend etwas zwickt. Es hat nur wenig Kohlenhydrate, ist glyxniedrig, lockt also kaum Insulin und versorgt uns mit viel Eiweiß, B-Vitaminen, Magnesium für gute Nerven. Lässt uns als Abendbrot gut schlafen, oder schenkt uns morgens Energie. Und das Backen selbst ist das Beste, was wir für unser parasympathisches Nervensystem tun können.

Brotbacken für die Nerven

Es gibt nichts, was unsere Ur-Gene so einlullt, von Sicherheit und Frieden überzeugt, was das parasympathische Nervensystem so effektiv das Ruder übernehmen lässt (sprich: entstresst) wie das Brotbacken. Nur halt nicht immer von Anfang an. Vor allem der an den Händen klebende Roggen-Sauerteig nicht. Erst blubbert er über den Glasrand hinweg, kleistert meterweit alles unter sich mit Leim ein. Und dann hätte man versteckte Kamera drehen können, wie ich im Sympathikus-Tonus versucht hab, den Teig mit der Hand aus der Küchenmaschine zu holen. Mein Puls schnellte auf 180, meine HRV (Herzratenvariabilität) auf genauso tiefrot wie mein Gesicht. Und Wolf hat mich eine halbe Stunde lang beruhigt, indem er von sanften Worten begleitet versuchte, diesen Kleberleim aus meinen Haaren, meinen Händen, meinen Klamotten zu holen ... Es dauerte einige Versuche, bis meine HRV durch das Sauerteig-Brotbacken in den grünen Bereich kletterte. Sprich: viel Parasympathikus. Viel gutes Stressmanagement. Wichtig war das in den Hochzeiten der Corona-Pandemie. Täglich habe ich mit Ruhe und Gelassenheit meinen Teig gefüttert. Gerührt und gedacht: Wir wissen alle nicht, wie es weiter geht. Ändern können wir nix. Also, was soll's? Nicht aufregen. Einfach mittreiben lassen. Alles geht seinen Gang, wir gehen mit (welche Teig-Prosa!). Mit einer schönen Portion Gelassenheit. Denn die verhindert, dass Angst wächst, Energie mit negativen Schwingungen. Unsicherheit ist außen. Sicherheit ist innen. Man muss sie nur entdecken. Indem wir das da draußen loslassen, das kann man eh nicht ändern. Also das 7-Tage-Sauerteigbrot kommt im nächsten Buch. Dieser Platz hier gebührt dem Pure-Brot. Das kann man von vornherein mit Gelassenheit backen. Geht nix schief. Natürlich mache ich auch mein Brotgewürz selbst. Unglaublich beruhigend, das Stampfen im Mörser von 5 EL Kümmel, 2 EL Koriander, je 1 EL Anis- und Fenchelsamen. Reicht für 5 Kilo Mehl.

Marions Pure-Brot

ZUTATEN FÜR 1 BROT, CA. 1 KILO
100 g Walnusskerne | 150 g Sonnenblumenkerne
60 g Leinsamenschrot | 150 g Buchweizenflocken
40 g Hanfmehl | 4 EL Flohsamenschalen
100 g grob geriebener Kürbis (Möhren oder Kohl)
2 TL Brotgewürz | 2 EL Walnussöl | 1 TL Meersalz
PRO SCHEIBE (À 50 G): 7 G EW, 12 G F, 7 G KH

1 Am Vortag Walnüsse in Wasser einweichen (aktivieren). Am nächsten Tag Nüsse und Kerne grob hacken. Einen Teil davon ganz lassen. Wer will, kann auch einen Teil davon fein mahlen. Ich mag's kernig.

2 Nüsse, Kerne, Leinsamenschrot, Buchweizenflo-

cken, Hanfmehl, Flohsamenschalen und Kürbis (oder Mohren, Kohl) in eine Schüssel geben. 350 ml Wasser dazugeben – bis auf einen kleinen Rest, den man vielleicht noch braucht. Oder auch nicht.

3 Das Brotgewürz im Mörser fein mahlen und mit dem Öl und dem Salz zum Teig geben. Man kann die Gewürze auch ganz lassen und später nur auf die Rinde streuen.

4 Den Teig mit bemehlten Händen verkneten. Einen kompakten elastischen Laib formen. Wenn man mag, rundum mit Brotgewürz bestreuen. Auf ein mit Backpapier belegtes Blech legen. Mit etwas Backpapier abdecken. Über Nacht in den geschlossenen Ofen stellen, damit die Nüsse und Kerne quellen.

5 Der Mann (bei mir ist das der Wolf) braucht weniger Schlaf. Darum schaltet er um sieben Uhr den Ofen auf 180 Grad. Backt das Brot darin auf der mittleren Schiene ca. 60 Minuten. Nimmt es aus dem Ofen. Und die Frau (ich) kann noch eine Stunde schlafen. Während ich Yoga mache, kann das Brot auskühlen. Und pünktlich um neun Uhr frisch auf dem Frühstückstisch stehen. Es schmeckt übrigens immer anders, wenn man mit den Grundzutaten experimentiert. Dazu findet ihr viel Anregung in meinem Buch „Prinzip Pure".

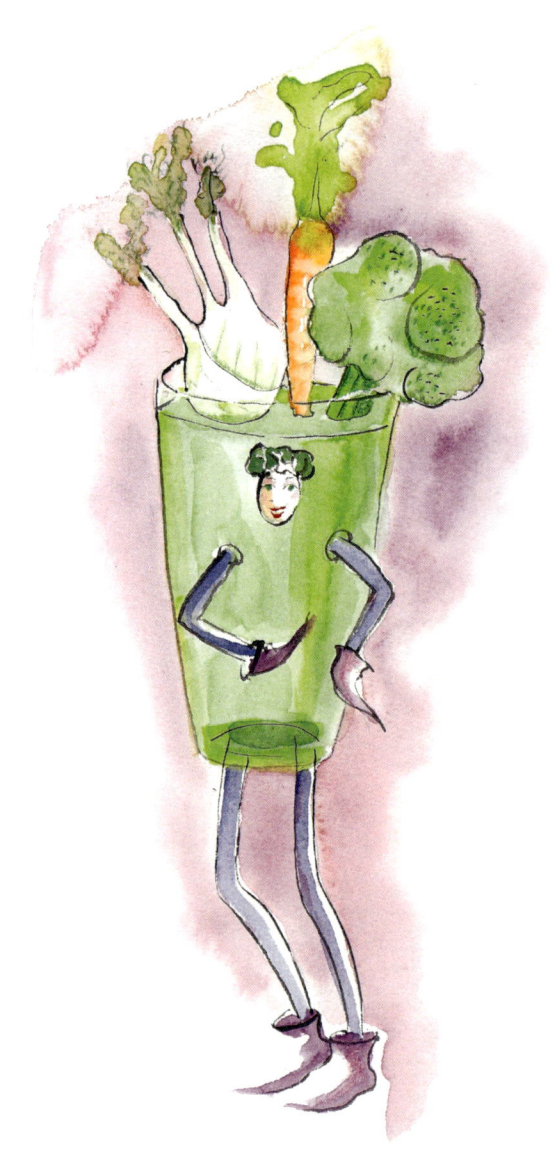

7 Zaubertrank
Fit. Jung. Fröhlich. Zipperlein weg

Gibt es mediale Medizin? Freilich! Irgendwoher müssen die guten Eingebungen ja kommen. Egal an was man glaubt. Kennt ihr Anthony William? Wegen dem trinkt alle Welt gerade Selleriesaft. Ein Heiler, ein Medium, ein Superstar in den USA. Vier Jahre war er alt, da begann ein Geist names „Mitgefühl" (mit direktem Draht zu Gott) ihm ins rechte Ohr zu flüstern. Und zwar Diagnosen und den Weg zur Heilung. Ob er wollte oder nicht. Und er wollte erst mal nicht. Anstrengend nämlich, so ein ungefragter Ratgeber am Ohr. Aber dann hörte er doch. Und irgendwann schrieb er Bücher. Bestseller. Seine mediale Medizin funktioniert nämlich. Und warum heilt er? A) Er ist ein Guru, er schenkt Glauben und Hoffnung. B) Er hat ein einfaches wirkungsvolles Rezept: Obst und Gemüse. Und so bringt er den Menschen dazu, täglich ½ Liter Selleriesaft zu trinken und 28 Tage lang nur Obst und rohes Gemüse zu essen, dazu verschreibt Williams noch ein paar NEMs (Nahrungsergänzungsmittel). 28 Tage Obst und Gemüse. Das kann man schon mal probieren, wenn man unter einer chronischen Krankheit leidet. Oder? Man kann aber auch Buchinger-Fasten, Basen-Fasten, Suppen-Fasten ... im Grunde genommen alles mediale Medizin. Denn irgendeinem klugen Kopf wurde das mal eingeflüstert.

Ich hab das probiert mit dem Selleriesaft. Aber ehrlich: keine Chance! Das Seifengetränk bringe ich bei aller Liebe so nicht runter. Darum heilt es mich auch nicht. Aber zumindest brachte mich dieser Versuch dazu, meine Saftpresse aus der meterdicken Staubdecke zu schälen. Und dann habe ich einen Gemüsetrank entwickelt, in Milchflaschen abgefüllt – und auf den Deckel schrieb Wolf irgendwann: „Zaubertrank". Und den mache ich jeden zweiten Tag. Für zwei Tage 1,2 Liter für Wolf und mich. Die Nr. 7, weil einem Zaubertrank diese magische Zahl gebührt. Ein sehr, sehr, sehr wichtiges Rezept für unsere Gesundheit.

Der Zaubertrank

Eine große Schüssel gut gereinigtes, grob geschnittenes Gemüse: **1 Brokkoli, 1 großer oder 2 kleinere Staudensellerie, 1 kleiner Kopf Weißkohl, 1 Fenchelknolle, 2 Möhren, 2 kleine saure Äpfel, 4 frische Kurkumawurzeln, 1 daumendickes Stück Ingwerwurzel, 1 ganze Zitrone …** Das alles kommt in den Abfüllstutzen, und rechts kommt dann leckerer Saft aus dem Hahn. In den Saft gebe ich noch **2 EL Walnuss- oder Leinöl,** damit die fettlöslichen Vitamine (Carotine) besser aufgenommen werden. Wir trinken sofort zwei Gläser. Der Rest kommt, in eine Milchflasche abgefüllt, in den Kühlschrank. So haben wir stets unsere Phyto-Medizin für zwei Tage.

Das zaubert der Trank

Diese Vielfalt an Biostoffen der Pflanzen hält den Körper jung, fängt freie Radikale, drosselt Entzündungsreaktionen, hält Stoffwechsel und Verdauung in Gang, schützt das Herz-Kreislauf-System und auch die Magenschleimhaut. Der Zaubertrank lindert Gelenkbeschwerden und hilft beim Abnehmen. Er versorgt mit fast allen wichtigen Vitaminen und Mineralien und hat ein hohes Basen-Potential.

Kohl, Karotten, Fenchel, Kurkuma

Kohlsaft räumt den Magen auf und lindert Blähungen, Schmerzen und Geschwüre. Er reinigt das Blut, lindert Gicht und Rheuma. Schon in den 50er Jahren zeigten Studien der Stanford-Universität: Geschwüre im Magen-Darm-Trakt heilen besser ab, wenn man frischen Kohlsaft trinkt. **Selleries Wirkstoffe** (Bitterstoffe, Hormone, ätherische Öle) regen Verdauung und Stoffwechsel an. Er ist ein uraltes Heilmittel und wurde gegen rheumatische Beschwerden und Bluthochdruck eingesetzt. Hilft gegen Gicht und Entzündungen. **Karotten** liefern zellschützendes Beta-Carotin. Mit ein paar Tropfen Öl genießen, damit das Carotin zur Körperzelle wandert. Der Karotten-Ballaststoff Pektin hält uns lange satt, und wer viel Folsäure im Blut schwimmen hat, der ist seltener depressiv. Die **fencheleigenen Aromastoffe** Kampferol und Eugenol kurbeln den Zellstoffwechsel an

und erwecken fettabbauende Enzyme aus jahrelanger
Lethargie. **Brokkoli** liefert Anti-Krebs-Schutz in Form
von Sulforaphan und Indol-3-Carbinol und ist auch
sonst für Abwehrkräfte und Herzschutz zuständig
(und wird in der Naturmedizin statt Antihormone
eingesetzt in der Brustkrebs-Therapie). Die **Kurkumawurzel** hemmt Entzündungen, hält Erkältungen fern,
hilft der Leber zu entgiften, senkt den Blutzucker,
lindert Depressionen, fördert den Schlaf, wirkt antioxidativ (gut fürs Herz), schützt das Gehirn und beugt
auch noch Krebs vor.

Apfel, Ingwer, Zitrone ...

Im Glas stecken obendrein 300 **Apfel-Wirkstoffe**.
Anthocyane, die freie Radikale fangen. Diese wild-
gewordenen Sauerstoffmoleküle zerstören Körperzellen und Erbsubstanz. Tragen mit bei zu Herzinfarkt
und Krebs. Ein rotwangiger Red Delicious kann im
Reagenzglas Darmkrebszellen um 43 Prozent reduzieren, Leberkrebszellen um 57 Prozent. Herz-Experten
schätzen, dass man 50 Prozent der Infarkte vermei-
den könnte, wenn man die Menschen dazu brächte,
täglich einen Apfel zu essen. Ach ja, diese Menschen,
die täglich einen Apfel essen, beugen auch noch De-
menzerkrankungen wie Alzheimer oder Parkinson vor,
mit Quercetin. Die Fruchtsäuren des Apfels verder-
ben Fäulnisbakterien im Darm dermaßen die Laune,
dass sie sich nicht mehr vermehren wollen, während

seine Gerbsäure Entzündungen hemmt. Der unverdauliche Ballaststoff Pektin hält den Darm in Bewegung, bindet Giftstoffe, die dann in der Kanalisation landen statt im Körper. Wer täglich 5 Gramm frischen **Ingwer** genießt, minimiert das Risiko für Thrombose oder Schlaganfall. Auch in der Traditionell Chinesischen Medizin gilt Ingwer als Allheilmittel. Gut für die Verdauung, die Abwehr und die Fettverbrennung. Konfuzius soll jede seiner Speisen mit Ingwer gewürzt haben, um bis ins hohe Alter gesund und vital zu bleiben. Zum Schluss die **Zitrone**. Sie sorgt dafür, dass unsere Medizin ein wenig konserviert wird. Und das tut sie mit großem Heilpotential. Sie wird basisch verstoffwechselt. Schützt die Leber, beugt Alzheimer vor. Zitronensäure und Vitamin C (=Ascorbinsäure) wirken antioxidativ und drosseln Entzündungen. Sie hilft beim Entgiften, fördert die Verdauung, reduziert die Insulinresistenz und hilft beim Abnehmen.

Gut zu wissen

Dieser Zaubertrank hält sich über Nacht im Kühlschrank. Da keine Emulgatoren drin stecken, setzen sich oben und unten Feststoffe ab. Einfach einmal kurz und gut durchschütteln und dann genießen. Manchmal streck ich den Zaubertrank 3:1 mit Sauerkrautsaft. Schmeckt wunderbar – und freut den Darm.

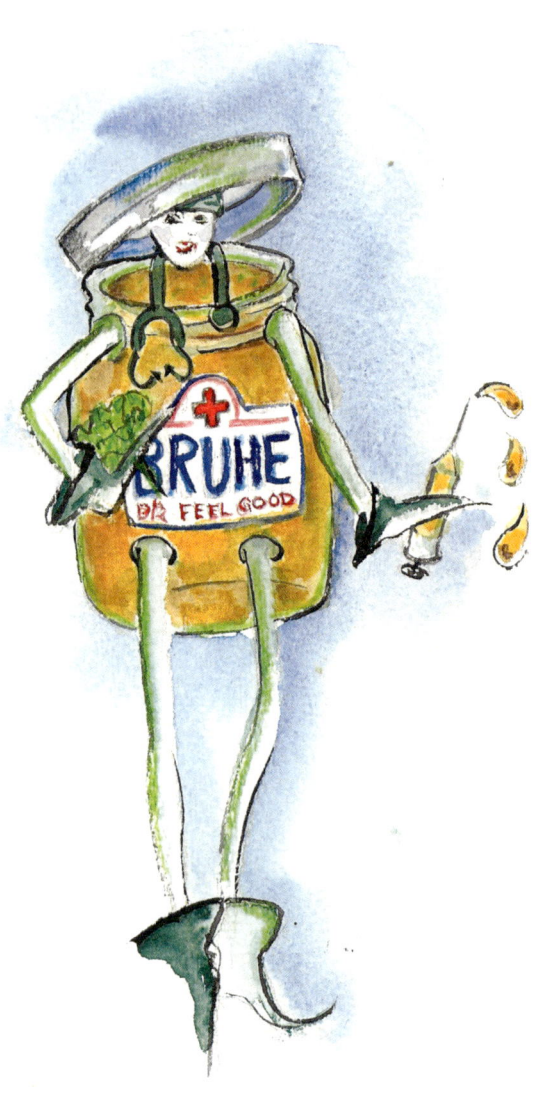

Die Knochenbrühe

Die Suppe heilt

»Drei Zehntel heilt die Medizin. Sieben Zehntel heilt die richtige Ernährung.« Und da spielt die Knochenbrühe eine so große Rolle, dass ich ein ganzes Buch darüber geschrieben habe: „Die Suppe heilt".
Die uralte Knochen-Brühe steht nämlich seit ein paar Jahren für moderne Medizin. Und es gibt sie auch im Bioladen im Glas zu kaufen.
In USA heißt es: Vergiss Botox, trink Bone-Broth. Sie liefert Stoff fürs Kollagen. Glättet Falten. Die enthaltene Gelatine beugt Osteoporose vor, lindert Gelenkschmerzen. Brühe lässt uns gut schlafen, beruhigt die Nerven, macht gute Laune. Eine heiße Brühe weckt den inneren Doktor, dämpft den Hunger und hilft uns, Fett abzubauen, Muskeln aufzubauen. Auch gegen das Leaky-Gut-Syndrom hilft die gute alte Knochenbrühe – ihre Aminosäuren (L-Glutamin) flickt die Löcher im Darm. Täglich ein Becher Brühe ist schlichtweg Medizin pur. Klar, nur wenn die Knochen vom Weiderind abstammen. Natürlich gibt's zur Knochenbrühe auf diesem Platz Nr. 8 auch ein Alternativ-Rezept für Veggies. Denn ...

„Jeder Zwang ist Gift für die Seele."

Ludwig Börne

Das Einsteiger-Rezept

Ohne Mühe keine Brühe? Ja. Stimmt schon. Die Brühe brodelt oft mehr als 24 Stunden in den Profitöpfen. Aber man kann auch einfach anfangen. Ich würde mich erst mal mit einem kleinen Starter-Rezept an die Knochenbrühen-Produktion wagen. So zum Antesten.

Die Knochenbrühe

1 artgerecht gehaltenes Suppenhuhn (oder 1 große Beinscheibe von einem artgerecht gehaltenen Rind) mit **2 Markknochen** in einem großen Topf gut bedecken mit kaltem Wasser (ca. 3 Liter). Ein paar **schwarze Pfefferkörner, 2 Lorbeerblätter** zugeben. Und ohne Salz langsam aufkochen. Hitze reduzieren. 2 Stunden köcheln lassen. Wer will, darf den gräulichen Schaum abschöpfen – ich lass' ihn für meine Medizin-Knochenbrühe drin. Fleisch auslösen, sämtliche Knochen zurück in die Brühe geben. Etwas Wasser nachgießen, so dass die Knochen gut bedeckt sind. Nun gebe ich noch einen **Schuss Zitronensaft** dazu. Denn nun geht's den Knochen ans Mark. Und die Säure hilft ein wenig, noch mehr Mineralien rauszulösen. Weitere 5 Stunden bei kleinster Hitze simmern lassen. Funktioniert übrigens ganz einfach im Slowcooker bei 95 Grad. Danach in einen Topf abseien mit **Ursalz** würzen. In Schraubgläser abfüllen oder portionsweise einfrieren.

Acht mal anders

Trinkt man täglich sein Becherchen Brühe, kann man dieses wundervoll verfeinern.

Asiatisch. In der Knochenbrühe 1 Chilischote und eine längs halbierte Stange Zitronengras köcheln lassen und zum Schluss noch beliebig viel Kokosmilch hinzufügen.

Mit **Fatburnern.** Darin 200 g Brokkoli garen. Mit Chili-Öl und Zitronensaft abschmecken.

Mit Superfood. Mit kleingeschnittenem Grünkohl servieren.

Als **Immmunbooster.** Mit zwei Löffeln der grillparzerschen Zitronen-Knoblauchpaste aus diesem Buch.

Ganz **indisch.** Mit Ingwer, Chili und Kurkuma oder Curry-Pulver bekommt die Knochenbrühe einen feinen indischen Touch,

Als **Botox-Brühe.** Knochenbrühe glättet Falten. Tut sie wirklich. Mit Kollagen. Kann man verstärken durch Vitamin C. Paprikawürfel darin garziehen lassen. Mit Petersilie würzen.

Heiße Kräuter-Tasse. Lauter Kräuter hineinschnippeln – Schnittlauch, Petersilie, Koriander.

So was von Landlust. Frisches Gemüse nach der Saison in feine Juliennes schneiden. In der Brühe kurz garziehen lassen.

Zehn Gründe,
immer ein Süppchen parat zu haben

1. Hallo, Energie: Ohne Phosphor keine Energie – in der Kraftbrühe ist reichlich drin. Mineralienmangel macht müde – die Kraftbrühe strotzt vor Mineralien. Und: Glycin sorgt übers Hämoglobin für mehr Sauerstoff im Blut, der wichtigste Wachmacher.

2. Darmkitt: Die Aminosäure L-Glutamin ist so etwas wie ein Darmpflaster. Davon steckt viel in der Knochenbrühe. Im natürlichen Verbund! Noch ein Vorteil: Die Nährstoffe aus den Kraftbrühen liegen vor in einer für den Darm kaum belastenden und sehr leicht absorbierbaren Form.

3. Knochengesund: Gelatine aus der Knochenbrühe beugt Osteoporose vor, hilft Knochenbrüchen, Bänder- und Sehnenproblemen schneller zu heilen. Hält auch Kiefer und Zähne stark. Schmiert die Gelenke.

4. Jungbrunnen: Vergiss Botox, trink Bone-Broth. Sie liefert den Stoff fürs Kollagen. Durch die Haut webt sich ein Netz aus Kollagenfasern, die straffen die Haut, halten sie elastisch, glätten Falten.

5. Nervenpolster: Brühe lässt gut schlafen, beruhigt die Nerven, macht gute Laune. Warum? Sie liefert »Schüßler-Salze« in hoher Konzentration, v.a. die Nervenmineralien Magnesium und Kalzium.

6. Virenschreck: Eine heiße Brühe ist ideale Kranken-
kost, weil sie leicht verdaulich ist und Körper und
Seele wärmt. Das weckt den inneren Doktor. Wärme
lässt die Durchblutung ansteigen, und die Abwehrkräfte landen gezielt dort, wo man sie braucht. In der
Nase, im Bauch …

7. Appetitzügler: Eine Brühe vor dem Essen lockt das
Ich-bin-bald-satt-Hormon Cholezystokinin. Es sorgt
dafür, dass wir vom nächsten Gang weniger essen.
Auch das hält schlank.

8. Fastenhelfer: Brühen eignen sich hervorragend
zum Fasten, weil sie den Körper mit Mineralien und
Eiweiß versorgen, während sie die Seele wärmen und
den Hunger dämpfen.

9. Kater-Killer: Brühe ist die gesündeste Antwort auf
morgendlichen Katzenjammer. Sie gibt dem Körper
Flüssigkeit samt Mineralien zurück.

10. Muskelmacher: Ein Teller Brühe liefert viel L-Carnitin. Der Eiweißstoff hilft uns, Fett abzubauen, Muskeln
aufzubauen, und er regeneriert das Immunsystem.
Deswegen kocht Oma Rinderbrühe, wenn der Enkel
Kraft braucht.

Wer mehr wissen will, liest: „Die Suppe heilt".

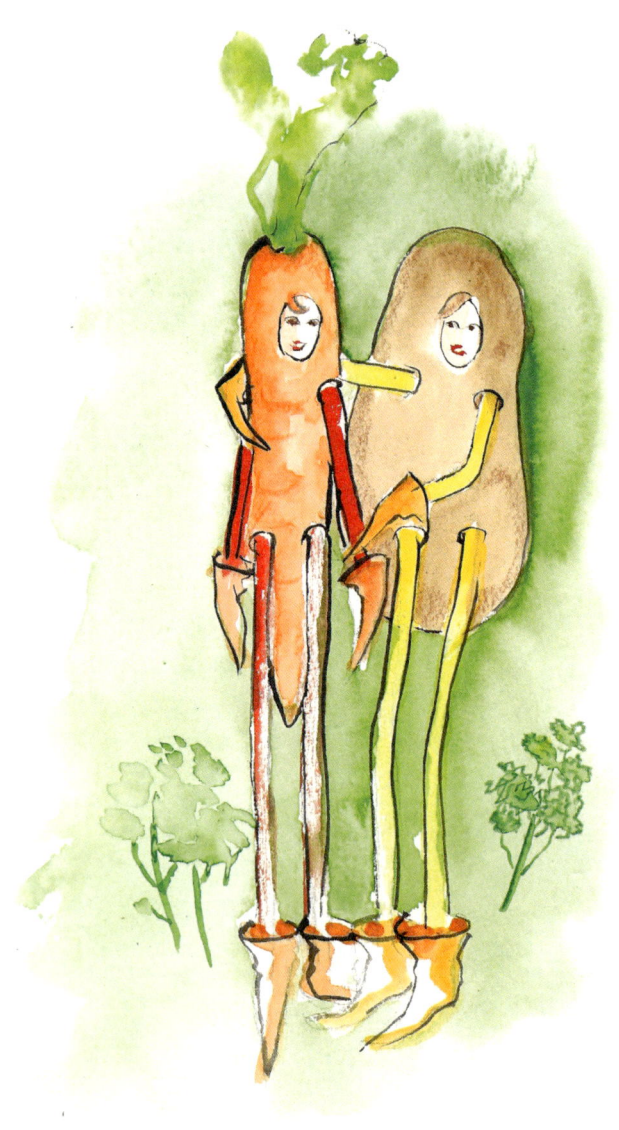

Die Alternative: Basenbrühe
Hilft beim Intervallfasten

Diese Suppe steht schon seit Jahrzehnten auf meinem Entgiftungsplan. Und frischen Wind hat sie bekommen im Zuge des Intervallfastens. Mit einem Becherchen Basenbrühe kommt man nämlich wunderbar über die 16 Stunden Fastenzeit.

Warum ist ein Süppchen so gesund und kann von Allergie über Gicht bis Alzheimer vielen Leiden vorbeugen? Weil es wie die Schüßler-Salze wirkt – den Körper entsäuert. Das kann man messen: Wird das Blut oft zu sauer – weil man raucht oder viel Fleisch, Zucker oder Weißmehl isst oder weil bestimmte Mineralien fehlen –, dann scheiden die Nieren viele H+ aus. Das kann man mit einem Teststäbchen im Urin messen. Als normal gilt ein pH-Wert zwischen 5,5 (nüchtern) und 7,5. Liegen die Werte regelmäßig darunter oder darüber, kann man ruhig mal sein Entgiftungssystem mit der Basenbrühe entlasten. Schlacken sind neutralisierte Säuren: Säuren sind chemische Verbindungen, die ätzend wirken. Im Körper haben wir die Magensäure, die Nahrung zerkleinert, die Milchsäure aus dem Muskel, die müde und krank macht, die Harnsäure, die in jeder Zelle entsteht und als Stein auskristallisieren kann, die Kohlensäure, die vermehrt entsteht, wenn man Zucker und Fett verbrennt … Um nicht von Säuren vergiftet zu werden, neutralisiert der Körper sie zum Beispiel mit Mineralstoffen wie Magnesium, Kalium, Kalzium … Unter Schlacken versteht man also neutralisierte Säuren. Und die haben in einem gesunden Körper nichts verloren. Schlacken wird man los, indem man auf basenbildende Mineralien achtet wie Eisen, Mangan, Zink, Magnesium, Kalium, Kalzium. Viel stilles Wasser trinkt – und basische Lebensmittel isst. Dazu zählen: die meisten Gemüse und Obstsorten (sogar Zitrusfrüchte), Kürbis, Sonnenblumenkerne, Buttermilch, Frischmilch, Dotter, Molke, Tofu, Buchweizen, naturbelassene Öle, schwarzer Tee (der mindestens vier Minuten zieht), Kräutertee, aber auch Kartoffeln. Sie enthalten viele basisch wirkende Mineralstoffe. Wie die Basenbrühe.

Die Basenbrühe

ZUTATEN FÜR CA. 1 LITER
**3 Kartoffeln | 1 Möhre | 120 g Knollensellerie
1 Prise Cayennepfeffer | 1 Scheibe Ingwer**
LITER: 2 KCAL, 0 G EW, 1 G F, 0 G KH

1 Die Kartoffeln schälen und waschen, die Möhre und den Sellerie schälen. Alles in kleine Würfel schneiden.

2 Kartoffeln, Möhre und Sellerie in einen Topf geben,

mit 1 l Wasser auffüllen und bis knapp unter den Siedepunkt erhitzen, dann 20 Min. bei geringer Hitze ziehen lassen. Etwa 5 Min. vor dem Ende der Garzeit Cayennepfeffer und Ingwer dazugeben.

3 Die fertige Brühe durch ein Sieb gießen, das Gemüse anderweitig verwenden und die Brühe warm trinken. Die Basenbrühe täglich frisch zubereiten!

Kleine Gebrauchsanleitung

Wer Intervallfasten macht, trinkt morgens oder abends in seiner Fastenphase einfach Basenbrühe. Das macht das Intervallfastenleben einfach.

Gab es Festgelage? Dann hilft ein Basensuppenfastentag, im Körper das gesunde Gleichgewicht einzustellen.

Grundreinigung für den Körper. Täglich 1 Liter Basenbrühe trinken. Vier Wochen lang. Und dann in den Spiegel gucken.

An sehr sportlichen Tagen, beispielsweise beim langen Wandern, lohnt es sich, eine Thermoskanne mit Basenbrühe mitzunehmen. Das beugt der Übersäuerung vor.

Wenn man feuchtfröhlich gefeiert hat, nachts vor dem Schlafengehen einen großen Becher trinken.

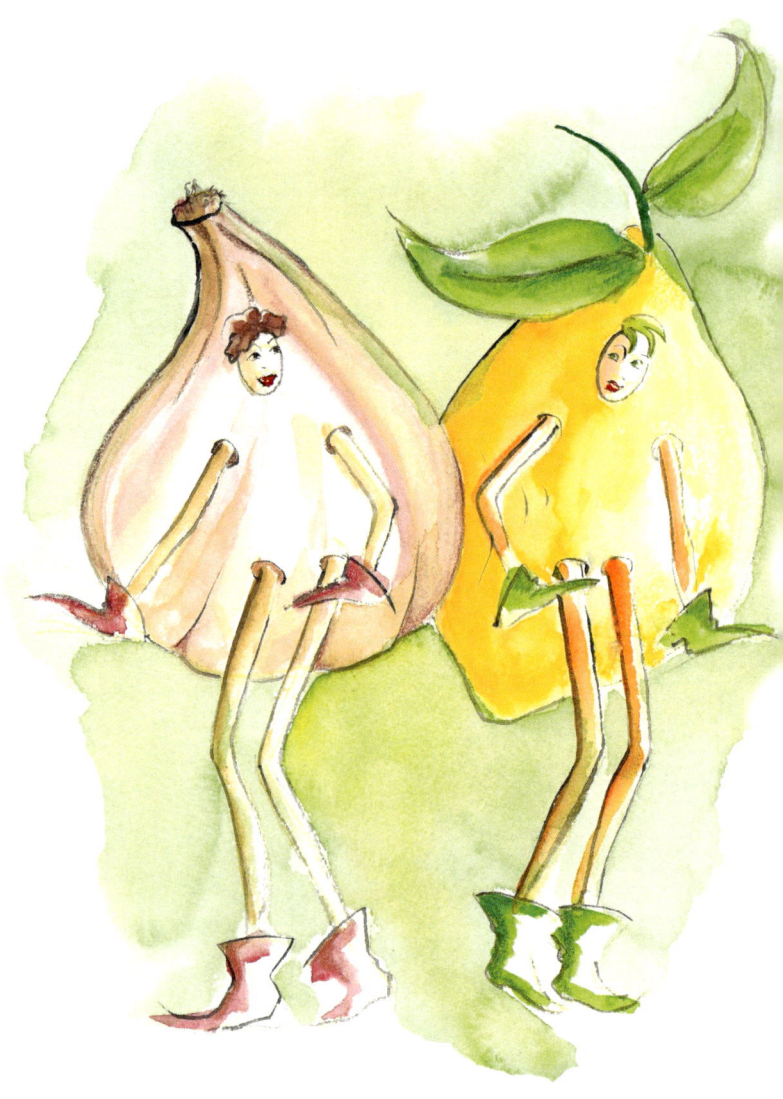

Drei Wunder-Pasten
Die schenken uns Lebensjahre

Es gibt drei Pasten, die in diesem Büchlein unbedingt auftauchen sollten. Nun habe ich aber nur 12 Plätze für die gesündesten Rezepte der Welt. Nun, dann machen wir das einfach so. Du, lieber Leser, drückst ein Augen zu. Heißt, du siehst nur eine einzige Paste. Die für dich richtige!

Zitronen-Knoblauch-Paste

ZUTATEN FÜR 1 GLAS JUGEND
3 kleine Bio-Zitronen | 1 ganze Knoblauchknolle | 100 g Petersilienwurzel

1 Die Zitronen waschen und vierteln, den Knoblauch abziehen, die Petersilienwurzel putzen und klein schneiden. Alles in einen Hochleistungsmixer geben und gut durchpürieren.

2 In ein Weckglas abfüllen. Jeden Abend einen Löffel davon essen.

Kaukasisches Forever-Young-Geheimnis
Ein Löffel dieser Zauberpaste, die ich vom Bruder meines guten Freundes Tom, der lange in Frankreich gelebt hat, bekam, schenkt uns 16 Jahre. Dieses

Rezept ist, so heißt es nämlich, 5000 Jahre alt und stammt aus dem Kaukasus. Bei genauer Einhaltung von Zubereitung und Einnahme des Anti-Aging-Muses sollen sich unsere Zellen um 16 Jahre verjüngen. Wunder-voll! Wir wissen ja alle, dass Knoblauch mit seinen Schwefelverbindungen (Allicin) Blut, Herz und Gefäße gesund hält. Er bremst oxidative Prozesse, beugt Arteriosklerose vor und hält Hirn und Körper jung. Und: Er wirkt antibiotisch, tötet Keime, desinfiziert auch unseren Darm, beugt Diabetes vor und drosselt das Krebsgeschehen. Die Leber schützt er – auch vor zu viel Alkohol. Der ideale Partner in diesem Gesündestes-Rezept-der-Welt-Glas ist die Zitrone. Und zwar die Ganze. Mit Schale! Ihr Vitamin C und ihre sekundären Pflanzenstoffe (Flavonoide) senken das Risiko für Herz-Kreislauf-Erkrankungen, beugen Krebs vor, schützen unser Gehirn vor freien Radikalen und Nervengiften. In unseren Smoothie morgens gebe ich immer eine halbe Zitrone mit Schale. Wolf löffelt lieber seine Zitronen-Knoblauch-Paste. Wunderbar für seine Prostata!

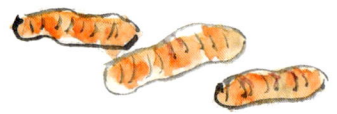

Kurkuma-Paste

In meinem Kühlschrank wartet ein Glas Kurkuma-Paste. Die löst sich dann abends in der Milch zum Jungbrunnen auf, bekannt unter dem Namen Golden Milk. Leckere Alternative: Kurkuma-Tee.

ZUTATEN FÜR 1 GLAS

100 g **Kurkumawurzel** (mit Handschuhen frisch geschält, in Scheiben geschnitten), **4 Kardamom-kapseln, 3 Stück Sternanis, 1 Stange Zimt , 1 Prise Salz, ½ TL geriebene Muskatnuss, ½ TL schwarzer Pfeffer aus der Mühle** mit **200 ml Wasser** in einen kleinen Topf geben. Zugedeckt 30 Minuten leise köcheln lassen. Zimt und Sternanis entfernen. Das Ganze pürieren, **1 EL natives Kokosöl** unterrühren. Die dickliche Paste in ein sterilisiertes Schraubglas füllen. Im Kühlschrank eine Woche haltbar.
Abends tut man sich **1 Teelöffel** der **Kurkumapaste in 250 ml warme Milch**. Kann auch Mandelmilch sein. Wer will, nimmt Wasser. Nach Belieben kann man das mit Honig süßen. Das lässt gut schlafen.

Tipp: Die Paste darf man mit Kurkuma-Pulver machen. Es gibt aber mittlerweile überall schon die frische Wurzel. Nur, die sollte man mit Handschuhen verarbeiten. Was so schön orange-gelb aufflammt, ist der sekundäre Pflanzenstoff Curcumin. Der macht sich nicht so gut auf den Händen, wirkt im Körper aber antioxidativ, d.h. er bindet freie Radikale und schützt so jede Körperzelle.

Kurkuma, das ockergelbe Heilmittel

Ich leide an bestimmten Wetterlagen und weizenbedingt unter Zwicken in den Gelenken, ich schlafe mitunter schlecht, und ich möchte dem Krebs ein Stopschild hinhalten. Darum steht bei mir täglich Kurkuma auf der Halt-mich-gesund-Liste. Im Zaubertrank. Im Greeny. Im Golden Tea.

Kürzlich ging folgende Botschaft durch die sozialen Medien: »Die Pharmaindustrie ist schockiert! Die heilige Pflanze Kurkuma kann zehn Medikamente unnötig machen.« Ehrlich: Das schockt niemanden. Das Gleiche gilt nämlich für Bewegung, für das Öl von der heiligen Olive und, und, und. Ich halte mich da einfach an Fakten: Die Kurkumawurzel hemmt Entzündungen, hält Erkältungen fern, hilft der Leber zu entgiften, senkt den Blutzucker, lindert Depressionen, fördert den Schlaf, wirkt antioxidativ (gut fürs Herz!), schützt das Gehirn und beugt sogar Krebs vor. Deswegen gibt's das Gewürz auch in der Kapsel.

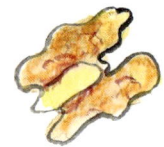

Koriander-Pesto

3 EL Walnüsse | 40 g frischer Koriander
30 g Bärlauch (oder 4 Knoblauchzehen) | Meersalz
etwa 80 ml mildes Olivenöl | 4 EL frisch geriebener
Parmesan | frisch gemahlener schwarzer Pfeffer

1 Walnüsse schälen. Den Koriander und Bärlauch abbrausen und trocken tupfen (Knoblauch abziehen). Walnüsse, Koriander, Bärlauch (oder Knoblauch), zwei Prisen Meersalz und die Hälfte des Olivenöls pürieren.

2 Das restliche Olivenöl nach und nach einfließen lassen, bis ein cremiges Pesto entstanden ist. Parmesan unterrühren und mit Pfeffer würzen. In ein Glas füllen.

Pesto gehört mit den anderen beiden Pasten auf Platz 9. Die idealste grüne Medizin-Verbindung, die super schmeckt: Kräuter, Nüsse, Olivenöl. Knoblauch. Pesto! Koriander zeigt in Kombination mit Bärlauch (oder Knoblauch) den schädlichen Stoffen, wo es langgeht, nämlich raus aus dem Körper. Und natives Olivenöl extra bremst „mTOR" aus – das Peptid, das für Wachstum und Zellteilung verantwortlich ist. Unerwünscht hohe Aktivität lässt uns schnell altern. Einmal täglich 1 EL Detox-Pesto essen, z.B. in Brühe rühren oder auf einem Stück Pure-Brot oder Kohlrabi knabbern.

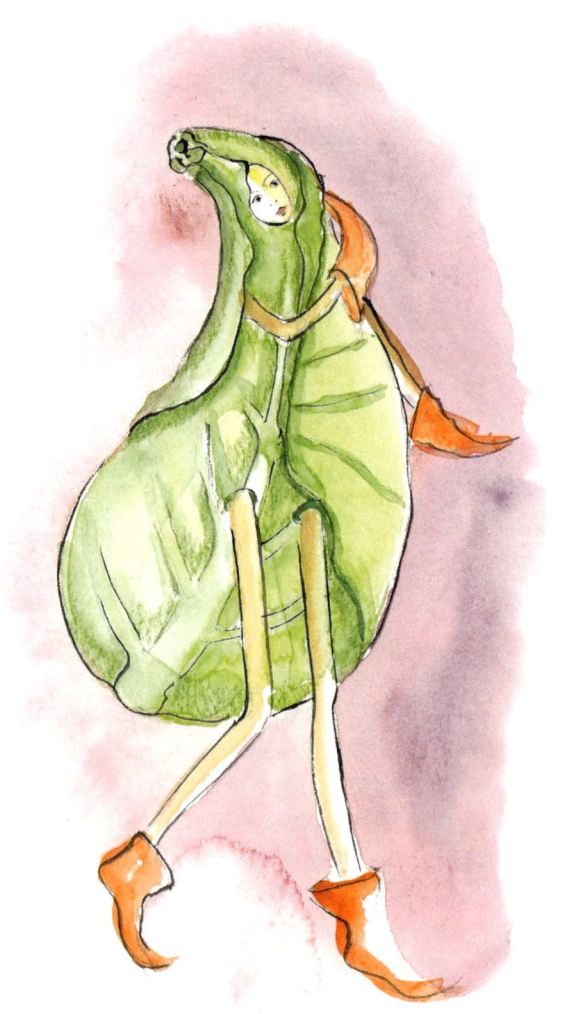

Blitzkraut
Für eine glückliche Darmpopulation

Fermentieren tue ich im Grunde schon lange. Nur klar war mir das damals nicht. Mein erster eigener Essig ist mir als Studentin passiert: Die Flasche süßen Chianti nicht ausgetrunken. Auf Reisen gegangen. Und hinter dem Bastkleidchen der 2-Liter-Flasche hat sich simpel der Chemieunterricht abgespielt: Die auf der Oberfläche eine Haut bildenden Essigsäurebakterien oxidieren den Alkohol mit dem Studentenbuden-Sauerstoff zu Essigsäure. So was ähnliches machen die Joghurtbakterien mit der Milch. Die Milchsäurebakterien mit dem Kohl. Die Sauerteigbakterien mit Mehl und Wasser. Fällt alles unter "Fermentieren". Und täglich Fermentiertes essen fällt unter „Leben essen". Leben? Klar. Mikroorganismen. Leben. Fermentiertes sorgt mit Milliarden von Mikroorganismen für eine gesunde Darmflora. Der Darm ist die Wiege der Gesundheit. Nur leider haben wir diesen die letzten Jahrzehnte mit Industriefraß und Stress kaputt gemacht. „Leaky Gut" heißt das Phänomen, dasszu allen möglichen Zipperleins führt: Lebensmittelunverträglichkeiten, Rheuma, Allergien, Migräne, Übergewicht ... Und der Weg retour heißt: milchsauer vergorenes Gemüse. Ein Löffel Sauerkraut pro Tag. 25 Gramm. Oder weltmännischer: Kimchi. So nennt man in Korea milchsauer vergorenes Gemüse.

Einfach mal fermentieren

Fermentiertes Gemüse (sowie auch Saft davon) verbessert die Verdauung, stärkt Darm und Immunsystem und wirkt entzündungshemmend. Repariert die kleinen Löcher in der Darmschleimhaut. Fermentiertes Gemüse wird durch Milchsäuregärung (Lactofermentation) hergestellt. Das Gemüse vergärt in einer Salzlake, die probiotischen Milchsäurebakterien vermehren sich, schädliche Bakterien sterben ab. Erst im Glas, dann im Darm.

Das braucht man

Gewürzmischung: Essig, Senfkörner, Wacholderbeeren, Lorbeerblätter, Thymian, Dill, Knoblauch und kleine Zwiebelchen landen traditionell im Einmachglas.
Salzlake (5-prozentig): 4 EL unraffiniertes Stein- oder Meersalz mit 1 l Wasser aufkochen, dann abkühlen lassen. Gut funktioniert gefiltertes oder Quellwasser.
Gefäße: Kleine Mengen gebe ich in ein Bügelglas oder Fermentierglas (mit spezieller Gummihaube, damit die Bakterien pupsen können), größere Mengen in einen Keramiktopf.
Starthilfe: 1 EL Kefir oder Sauerkrautsaft pro 500-ml-Glas beschleunigt das Ganze.

Und so geht's

Gutes Bio-Gemüse (Kohl, Karotten, Rüben und/oder Zwiebeln) raspeln, schneiden oder hobeln. In ein

Glas- oder Tongefäß mit Gewürzen schichten, mit
Salzlake auffüllen. Gemüse beschweren, mit einem
Fermentiergewicht oder Tellerchen. So dass das Ge-
müse mit Lake bedeckt ist. Über das Gefäß ein Tuch
spannen. Und täglich kontrollieren, was sich da tut.
Sieht was nicht sauber aus, einfach abschöpfen. Nach
3 bis 7 Tagen haben sich die lebenswichtigen Enzyme
und Milchsäurebakterien wunderbar vermehrt, das
Gemüse schmeckt lecker säuerlich und darf in Gläser
(Bügelgläser) abgefüllt werden.

Spitzkohl

**500 g Spitzkohl | 1 bis 2 Knoblauchzehen | 1 kleine
Chilischote | 1 TL Schwarzkümmel | 20 g Meersalz
1 Liter Wasser | ein 1-Liter-Bügelglas**

1 Vom Spitzkohl äußere Blätter entfernen, dann fein
hobeln. Knoblauch und Chili fein hacken, mit Kohl,
Schwarzkümmel und Salz in das Glas schichten.
Zwischendurch fest stampfen. Wenn nötig, ein paar
Esslöffel 5-prozentige Salzlake dazu gießen.

2 Mit einem Gewicht beschweren. Ein paar Tage bei
Zimmertemperatur fermentieren lassen – auf einen
Teller stellen, die Bakterien pupsen, das Glas sabbert.

Tipp: Kann man auch mit Möhren und Rettich machen.

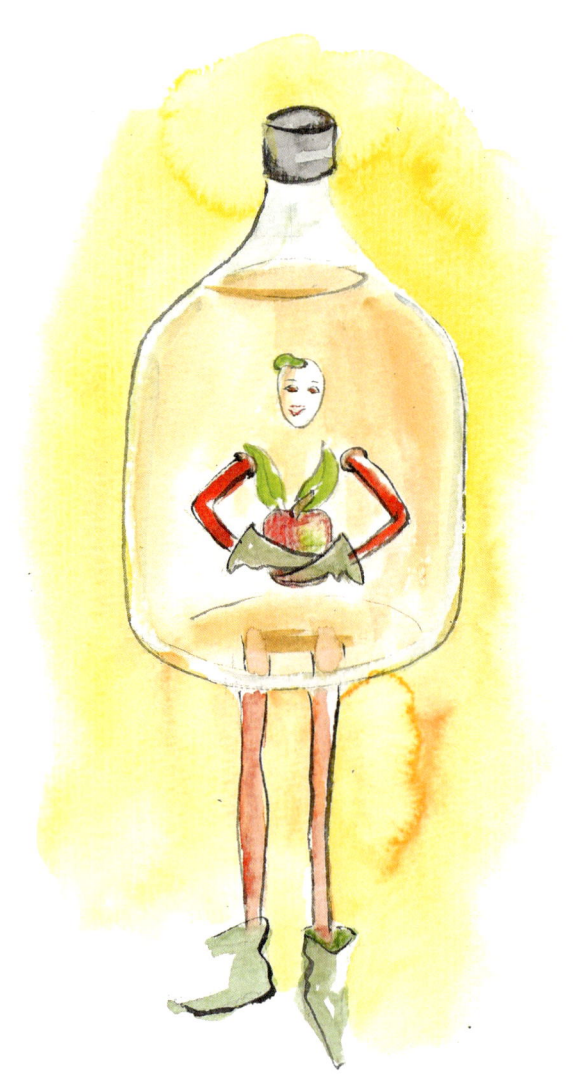

Posca
Abnehmen ganz nebenbei

Kürzlich kam meine Freundin Nina: „Schöne Grüße von meinem Dad. Und: Vielen Dank!" „Für was?" „Für den Apfelessig-Tipp. Er hat vier Kilo abgenommen. Hat super Blutwerte. Ohne was an seiner Ernährung verändert zu haben."

Ja: Abnehmen, ganz nebenbei. Das ist das, was ich in meinen Büchern versuche zu vermitteln. Nur: Das geht immer so unter im restlichen Wortmeer. Wird nicht immer ernst genommen. Da sind natürlich Menschen wie Ninas Dad wertvoll.

Der nimmt mich beim Wort. Holt sich auf dem Viktualienmarkt einen guten Apfelessig aus dem Fass und trinkt vor jedem Essen eine Posca: ein Glas Apfelessig-Wasser 1:4. Und nimmt ab. Einfach so. Ganz nebenbei. Kein Wunder: Essig ist ein fermentiertes Lebensmittel. Versorgt unseren Darm mit wundervollen Essigsäurebakterien. Wirkt sich positiv auf das Mikrobiom aus, das ja mitunter auch zuständig dafür ist, ob wir dick oder dünn sind. Regt den Stoffwechsel und das Immunsystem an.

Warum ein Essig so wundervoll für uns ist, kann keiner besser erklären als der Essig-Doc Georg-Heinrich Wiedemann, der in der Pfalz in Venningen seit einem Vierteljahrhundert aus edlen, selbst angebauten Bioweinen ein noch edleres Getränk macht: Essig.

Hallo Essig-Doc, was ist Posca?

Ein kleines Interview mit dem Essic-Doc Georg-Heinrich Wiedemannn, der mir den Pure-Essig abfüllt.

Im Herzen ihrer Manufaktur steht ein Altar. Und darin liegt eine Essigmutter.
Die ist 150 Jahre alt. Sie ist hier im Haus die Mutter aller Essige.

Essig ist derzeit eine der beliebtesten Arzneien für den Darm, wie alles Fermentierte ...
Essig ist uralte Volksmedizin. Der Darm ist die Wiege der Gesundheit. Und wenn der sauber, jung und gesund ist, ist das auch der Mensch. Und putzen tut der Essig gut.

Essig war früher Volksmedizin.
Man nahm ihn zum Desinfizieren, und er tötete Bakterien ab. Er war ein Allheilmittel vor allem für den Stoffwechsel und den Darm. Man setzte ihn gegen Ruhr, Typhus, Cholera ein. Essig war auch das beste Mittel gegen Stiche. Man machte mit Essig Wadenwickel gegen Fieber. Rieb die Brust mit Essig ein, atmete es von einem Tuch, das macht die Nase frei. Ein altes Haus- und Heilmittel. Im Grunde gibt es nichts Besseres für unsere Verdauung als Essig. Mir läuft schon beim Reden über echten Fass-Essig das Wasser im Mund zusammen.

Was unterscheidet ihn vom Industrie-Essig?

Beides enthält Essigsäure. Nur, wir verwenden unsere eigenen hochwertigen biologischen Weine, ungeschwefelt, wie Beerenauslese oder Trockenbeerenauslese. Dazu: Jahrhunderte alte Rezepturen. Liebe und Zeit. Der Billigessig wird hergestellt aus Agraralkohol. Kennt man aus der Apotheke. Er wird mit Wasser runterverdünnt und im Submerseverfahren in 2 bis 3 Tagen zu Essig vergoren. Bei uns dauert das 8, 10 oder 12 Jahre.

Guter Essig hilft wunderbar beim Abnehmen.

Essig zügelt den Appetit. Die Säure mindert vor allem die Lust auf Süßes. Studien zeigen: Essig kann den Insulinspiegel runter regulieren und somit Insulinresistenz und Diabetes vorbeugen. Das beste Arzneimittel der Welt ist nun mal ein gutes Lebensmittel.

Ich sag's auch meinen Lesern immer wieder: vor dem Essen eine Posca ...

Man nimmt Essig pur als Aperitif. Oder verlängert mit stillem Wasser im Verhältnis 1:4. Und genießt ihn wie zu Jesus' Zeiten als sogenannte Posca.

Posca gibt's schon seit der Antike?

Genau. Die alten römischen Soldaten verpflichtete man, täglich ½ Liter Essigwasser zu trinken. Um keine Darmkrankheiten zu bekommen. Damals war Essig überlebenswichtig, weil er verschmutztes Wasser trinkbar gemacht hat. Für mich gab's als Kind statt Cola sauer vergorenen Wein mit Wasser gemischt. Das gibt's heute bei uns für alle Gäste. Posca.

Apfelessig

Wenn man Lust hat, sich einen Essig zu machen ...

Man gibt in einen **5 Liter**-Glasballon frisch gepressten **Saft aus Bioäpfeln.** Mit etwas Tüll gegen Fliegen abdecken (oder man steckt eine Gärpfeife drauf) und stellt den Ballon in einen relativ warmen Raum, so zwischen 15 und 25 Grad. Wenn es blubbert entsteht CO_2, der Apfelsaft vergärt zu Apfelwein, der Zucker vergärt mit Hefe zum Alkohol, das dauert 14 Tage bis 3 Wochen. Dann den Apfelwein vorsichtig abgießen, unten bildet sich Hefe. Die muss raus. Der klare Wein kommt wieder in den Glasballon. Und nun braucht man Bakterien, damit aus dem Wein Essig wird. Darum gibt man **Essigmutter** dazu, oder, wenn man die nicht hat, ein **kleines Stück Bio-Sauerteigbrot.** Ins Warme stellen. 20 bis 25 Grad. Nun braucht man noch ein paar Monate Geduld, bis sich der Wein in Essig verwandelt. Und diesen genießt man dann 1:4 verdünnt als Posca. Vor dem Essen.

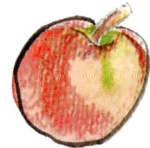

Noch mehr Schlank-Wasser

Vital-Wasser: 1 Apfel in Scheiben, 5 Minzeblätter, 1 Stück Ingwer in ganz dünnen Scheiben in einen Krug mit Wasser füllen. Über Nacht ziehen lassen.

Fatburner-Wasser: 1 Biogurke, 1 Stück Ingwer, 2 Biolimetten in Scheiben schneiden und mit einem dutzend Minzeblätter über Nacht in einer Karaffe mit 1,5 Liter Wasser im Kühlschrank ziehen lassen.

Master Cleanse Detox Wasser: 250 ml Wasser mit 2 EL frisch gepresstem Zitronensaft, 1 TL Ahornsirup, 1 guten Prise Cayenne-Pfeffer und einer Prise Meersalz in einem Krug mischen.

Warmes Wasser: Durch 5 bis 10 Minuten Auskochen reichert sich (laut der Lehren des Ayurveda) Energie an. Kalk fällt aus, Chlor verdampft. Weiches Wasser nimmt Giftstoffe besser auf, hilft beim Entsäuern. Verbessert die Durchblutung und regt den Stoffwechsel an. Man nimmt leichter ab.

Heißes Ingwerwasser: Bremst den Appetit, regt die Verdauung an, reguliert vor dem Essen das Insulin runter. Frischen Bio-Ingwer in Scheiben schneiden, 20 Minuten in heißem Wasser köcheln lassen.

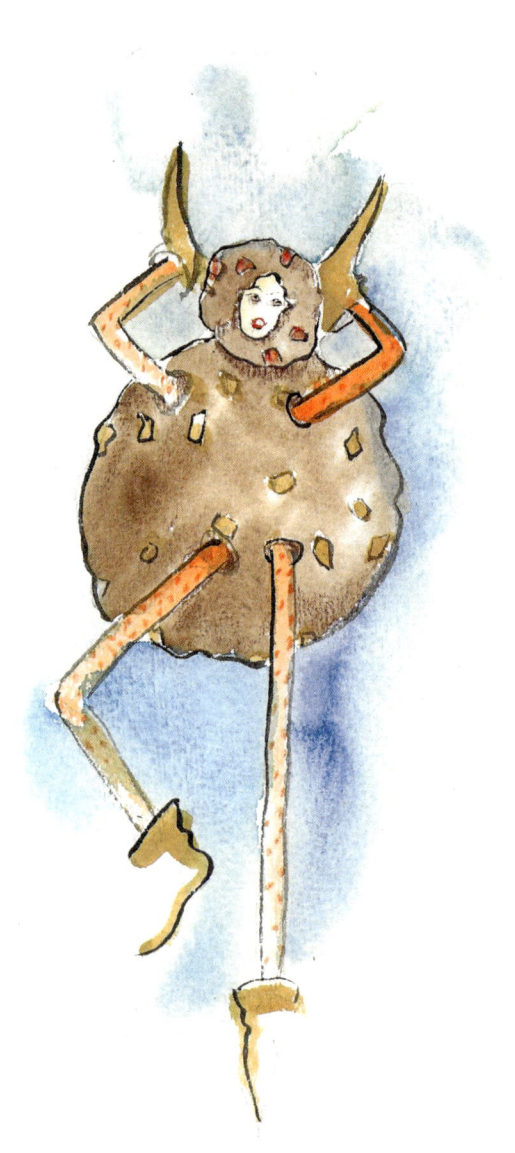

Schoko-Kugel
Glücklich, schön, jung

Für Schokolade gibt es viele Gründe. Einer: Sie macht nicht dick. Ein weiterer: Sie aphrodisiert. Noch einer? Sie macht glücklich. Weiter? Sie ist Medizin pur. Und? Schokolade verjüngt. Besser geht nicht – gell? Doch. Schon gewusst: Schokolade ist Gemüse! Die Kakaobohne liefert Eiweiß, Magnesium, Zink, Eisen, Chrom, Kupfer, Omega-3, Magnesium – kein anderes Lebensmittel der Welt hat so viele Antioxidantien (30 mal mehr als grüner Tee). Sie wirkt positiv auf Knochenwachstum, Blutbild und Zellwachstum, stärkt Herz und Kreislauf, vermehrt unsere Energie. Reiner Kakao enthält die Stimmungsaufheller Theobromin und Serotonin, das natürliche Antidepressivum Tryptophan, er fördert das Wachstum von Hautzellen, unterstützt die Wundheilung und glättet Falten. Bitte „raw", also roh! Kakaobohnen entfalten ihre Wirkung dann, wenn sie nicht über 42 Grad erwärmt werden. Die meisten Industrie-Schokoladen werden aber geröstet, auf 130 Grad erhitzt. Studien haben gezeigt: Auch die Zugabe von Zucker und Milch zerstört die heilende Wirkung der rohen Kakaobohne. Weil Milch die Aufnahme der Antioxidantien aus dem Kakao blockiert.

All-you-can-eat-Schoko

Schokolade kann man blitzschnell selber machen.
100 g Kakaobutter in einem Schüsselchen im
Wasserbad bei 42 Grad schmelzen. **80 g Rohkakao-
pulver, 1 Prise Meersalz, Mark einer Vanilleschote,
30 g Akazienhonig** in eine Schüssel geben. Nun die
geschmolzene Kakaobutter dazugeben und mit dem
Schneebesen zur glatten Masse verrühren. In Prali-
nenförmchen abfüllen. Kalt werden lassen.

Tipp: Man kann diese Schokolade vor dem Abfüllen
mit Gewürzen und kleingehackten oder gewürfelten
Zutaten vermischen, z.B. Nussmus, gepoppten Ama-
ranth, Nüsse, Mandeln, Kerne, Sesamsamen, Cran-
berries, Rosinen, getrocknete Früchte, Chilischoten,
Zimt, Kardamom, roten Pfeffer ...

Schokolade macht doch dick?

Nö. Biostoffe der Bitterschokolade aktivieren die
Produktion von Serotonin, das hellt die Stimmung auf,
macht klar im Gehirn und bremst den Appetit. Man ist
nach 20 Gramm satt – und belastet auch den Insulinspiegel nicht. Ihr Theobromin macht wach, ähnlich
dem Coffein aus dem Kaffee, wirkt nicht so extrem,
dafür acht Stunden lang. Bitterschokolade enthält
Phenyläthylamine, die Schmetterlinge im Bauch – die
kennt man, wenn man verliebt ist.

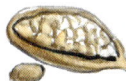 ## 12 gute Bitterschoko-Gründe

1 Schlankmacher: Regt mit Katechinen den Stoffwechsel an.

2 Herzschutz: Bitterschoko senkt das Infarktrisiko um 37 Prozent.

3 Gehirnschutz: Senkt das Schlaganfallrisiko um 29 Prozent.

4 Stress-Dämpfer: Flavonoide beruhigen. Sie blockieren Stresshormone.

5 Blutzucker-Regulator: Polyphenole senken das Diabetesrisiko um 31 Prozent.

6 Fit im Kopf: Steigert Hirndurchblutung und somit die Konzentrationsfähigkeit.

7 Gute-Laune-Doping: Mit dem Glücks-Cocktail Phenylethylamin, Tryptophan und Theobromin.

8 PMS-Bremse: Eine Rippe Bitterschokolade hievt aus dem Serotonin-Tief in den Tagen vor den Tagen.

9 Darm-Futter: Kakaos Biostoffe wirken in Kombi mit Ballaststoffen positiv auf die Darmflora.

10 Entzündungs-Hemmer: Bitterstoffe wirken antiinflammatorisch und immunmodulatorisch.

11 Jungbrunnen: Flavonoide regen die Bildung von Stammzellen an.

12 Schönheits-Elixir: Antioxidantien schützen Zellen, halten die Haut jung, glätten Falten.

Adressen & Impressum

Marion Grillparzer
www.mariongrillparzer.de
www.die-glyx-diaet.de
www.fidolino.com

E-Mail: marion.grillparzer@snafu.de

Impressum

Erschienen im Verlag Fidolino GmbH
Neupullach 15, 85661 Forstinning
ISBN 978-3-944 340-35-7
1. Auflage 2020
Autorin: Marion Grillparzer
Illustrationen: Michelle Childs
Projektleitung: Wolf Grillparzer
Grafische Gestaltung: Michelle Childs
(Layout und Umschlag) und Gundi Hermes
Druck und Bindung: Wir machen Druck.de

Hinweis

Die Ratschläge in diesem Buch wurden mit großer Sorgfalt von Autorin und Verlag erarbeitet und geprüft. Eine Garantie kann jedoch nicht übernommen werden. Ebenso ist eine Haftung des Autors oder des Verlages und seiner Beauftragten für Personen-, Sach- oder Vermögensschäden ausgeschlossen. Wichtig: Erkrankungen mit ernstem Hintergrund gehören selbstverständlich in ärztliche Behandlung! Unter keinen Umständen kann und will das Buch fachärztlichen Rat ersetzen.

Dank

Mein Dank geht an Michelle – ohne ihre zauberhaften Illustrationen gäbe es dieses Buch gar nicht. Natürlich danke ich meinem geliebten Mann Wolf dafür, dass er mir Tag und Nacht beiseite steht. Und auch dieses Projekt beratend und lektorierend in die Vollendung brachte. Meinen Freunden danke ich, dass es sie gibt. Und dass sie meine Säfte, Pasten und Smoothies testen und mir zuhören, wenn ich mal wieder das Neueste über xunt essen erzähle. Und freilich danke ich all den Forschern und Experten, die mir mit ihrem Wissen die Gehirnschubladen füllen, damit ich das in einfache Gesundheitsrezepte umsetzen kann.

Zu bestellen im Glyx-Shop

Im Glyx-Shop www.fidolino.com findet man die
Bücher von Marion Grillparzer, wie z.B. „Das Betthupferl und die Wissenschaft", „Die Glyx-Diät", „Prinzip
Pure", „Smart Aging, „Die Suppe heilt", „Simple
Detox". Dazu gibt es Dinge, die das Leben leichter
machen – all das, was Marion Grillparzer gut empfeh-
len kann. Den **Kopfstandstuhl „feetup",** das original
Fatburner-Trampolin für das tägliche Workout, zu-
geschnitten auf das Gewicht. Und das passt zum Trai-
ning: **X-Co-Hanteln, Powerleggs, Analyse-Waage.**

Der Lovetuner: eine kleine **Healington-Flöte,** die der
Arzt und Philosoph Deepak Chopra all jenen empfiehlt, die keine Zeit zum Meditieren haben. 5–10 Mal
tieeeef ausflöten, und über den Atem wird der Parasympathikus aktiviert, die Lungenkapazität vergrößert
und unser Nervensystem beruhigt.

Auch im Sortiment, gut für unsere Entgiftungsorgane:
**Basenbad, Kristallbase intra und extra, Bittertrunk,
Kräuterstimuli. Glyxamine,** mit Tryptophan und
B-Vitaminen für mehr Energie, weniger Heißhunger.

Es gibt ein **Erbsen-Eiweißpulver** (fast) ohne Kohlenhydrate mit hoher biologischer Wertigkeit und niedrigem
Glyx, mit L-Carnitin. Hilft, den täglichen Eiweißbedarf
zu decken, gibt's natürlich auch vegan.

Zu dem gibt's Küchenhelfer wie den **Powermixer** für cremige Smoothies, eine gute **Saftpresse**, einen **Dörrapparat. Fermentier-Set, Mikrogreen-Set, Joghurtbereiter,** mit guten Kulturen ...

Der Galileo: Das **Hightech-Vibrations-Gerät** für Zeitlose. Mit seitenalternierender Muskelstimulation (von Massage-Effekt bis HII-Training) trainiert man in wenigen Minuten Beine, Bauch und Rücken, stärkt die Knochen, baut Muskeln auf und Fett ab, entspannt den gesamten Körper. Ihn nutzen Astronauten, Leistungssportler und Rehazentren.

Coaching: Marion Grillparzer berät persönlich. Und/oder man nimmt drei, vier Wochen lang an einem ihrer **Internet-Begleitprogramme** teil: Fasten & Glyxen oder Prinzip Pure. Tägliche Briefe mit Rezepten, Tricks, Listen, Tagebuch, Körperwahrnehmungs-Übungen, kleine Filme mit Experten, mit Bewegungsanleitung, Entspannungs-MP3s, Hintergrundinformation zum Anklicken. Vom Darm-Check bis zur Schröpfanleitung. Das Konzept ist ganzheitlich. Und sobald der Zirkuswagen steht, gibt es einen Grund mehr für ein kleines **Xunt-Urlaubs-Coching.**

Bestellen und informieren unter: www.fidolino.com, E-Mail: info@fidolino.com

Endlich wieder gut schlafen?

Hier steht kurz, prägnant und fröhlich, was Sie schon immer über guten Schlaf wissen wollten. Von einer Gesundheits-Expertin und Bestseller-Autorin, die selbst betroffen ist. Die sich akribisch auf die Suche nach den Schlafräubern gemacht hat und genau weiß, was, wie und warum hilft – oder nicht. Sogar selbst messen lässt sich das. Wie? Auch das lesen Sie in dieser kleinen Schlaf-Fibel mit den bezaubernden Illustrationen von Michelle Childs.

Als extra Betthupferl wartet eine „Schlaf-gut!"-MP3 zum kostenlosen Herunterladen auf Sie.

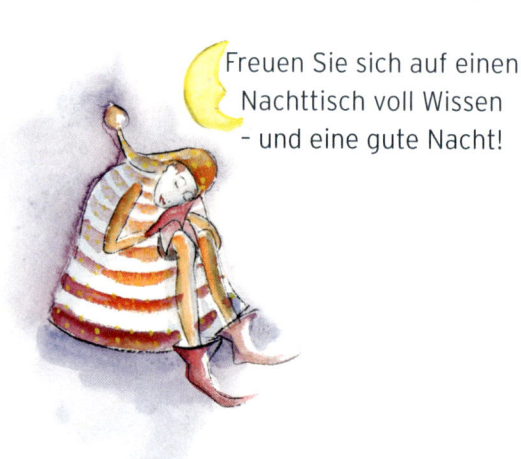

Freuen Sie sich auf einen Nachttisch voll Wissen – und eine gute Nacht!

Marion Grillparzer
Illustrationen von Michelle Childs

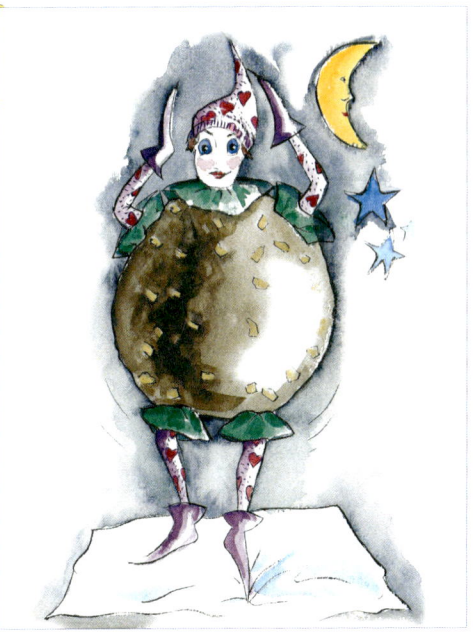

Das Betthupferl
und die Wissenschaft

Oder wie man einfach wieder gut schläft

fidolino